脳神経外科に配属ですか?!

すごく大事なことだけ
ギュッとまとめて教えます!

監修
井上亨
福岡大学病院 病院長
福岡大学医学部脳神経外科主任教授

MC メディカ出版

『脳神経外科に配属ですか?!』を手にしていただいたみなさんへ

はじめて脳神経外科病棟に配属されることになったら、みなさんはどんな気持ちでしょう。

意識障害や麻痺をかかえた患者さんを安全かつ適切に看護できるのか、どんな教科書で学んだらよいのか、多少なりとも不安があるかもしれません。そんなときに役立つように、本書は企画されました。

脳神経外科病棟では脳血管障害、脳腫瘍、頭部外傷、脊椎脊髄疾患、てんかん、水頭症など多くの疾患を取り扱っていますが、本書では、脳神経外科で最も多い疾患である脳血管障害を中心に解説していただきました。

脳神経外科病棟とはどんなところなのか、脳や脳血管の解剖、脳血管障害とはどんな疾患なのか、見逃すと重大な結果をもたらす危険な病態や症状はなにか、脳神経外科病棟で行われている必須アセスメントとはなにか、最新の外科治療・カテーテル治療について看護のポイントはなにか、よく使用される薬はどんなものかなどを、詳細に、そしてわかりやすく解説しています。最後に、日常的に使用され知っておくと便利な略語をまとめました。

最近では、急性期脳卒中は、脳卒中ケアユニット（SCU）で治療されることが推奨されています。SCUは多職種からなる専属の脳卒中チームで構成され、他疾患と明確に分離された専用病棟で急性期脳卒中の治療を行います。24時間365日脳卒中患者を受け入れ、速やかにrt-PA静注療法や機械的血栓回収療法などを開始します。看護師にも専門的な知識が求められる時代です。

本書が、はじめて脳神経外科病棟や脳卒中ケアユニット（SCU）に配属されたみなさんに手放せない教科書としてお役に立てれば幸いです。

2019年1月

福岡大学病院 病院長・福岡大学医学部脳神経外科主任教授　　井上　亨

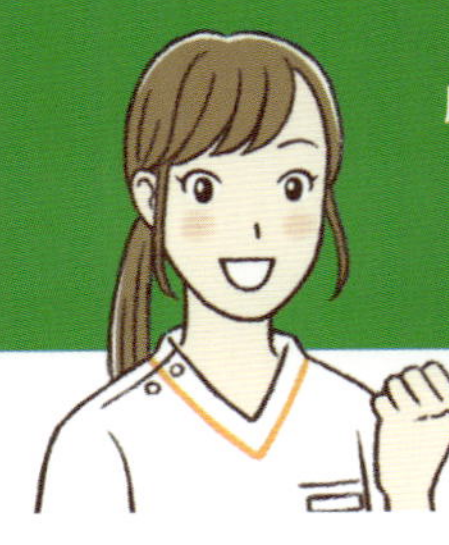

脳神経外科に配属ですか?!

CONTENTS

4章　脳神経外科のキケンな病態／症状　55

5章　脳神経外科の必須アセスメント・ケア　62

6章　術式別・治療別のだいじなこと　77

7章　脳神経外科でよく使われる薬　100

8章　脳神経外科でよく聞く略語　109

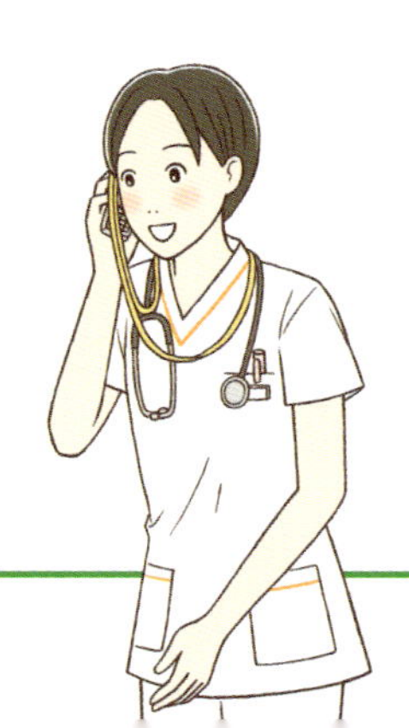

1章 脳神経外科病棟ってどんなとこ？

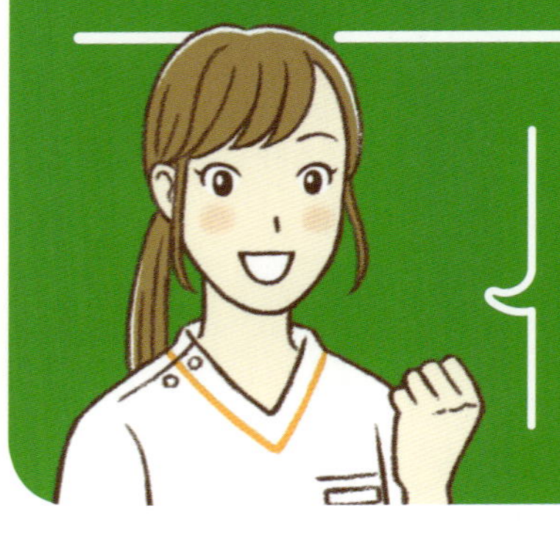

脳はヒトの活動をコントロールする大切なところです。
脳神経外科病棟は、病態がむずかしそうで、術後管理が大変そうなところって思います？
何を勉強したらよいか困っている方、まずはページを進めてみませんか？

1 | こんな患者さんがいます

- 脳卒中とは、「脳に卒然として中(あた)る」と書きます。つまり、“突然倒れる脳の病気”という意味です。
- 脳卒中は脳の血管障害です。脳の血管が破れる「出血性」と、脳の血管が詰まる「虚血性」に分かれます。
- 出血性脳卒中には、脳出血、くも膜下出血があります。
  虚血性脳卒中には、脳梗塞があります。

出血性脳卒中：脳出血の患者さん p.28

- おもな脳出血は、動脈硬化などによって血管がもろくなり、さらに高血圧によって血管に圧がかかって破れ、脳の中の血管で出血が起こった状態です。
- 脳出血の原因は、高血圧によるものがもっとも多く、その他は脳動静脈奇形(のうどうじょうみゃくきけい)、もやもや病、脳動脈瘤(のうどうみゃくりゅう)、血管腫(けっかんしゅ)、脳腫瘍(のうしゅよう)などがあります。
- 血管が破れて血液が流れ出すと、止血作用がはたらきますが、これによって血の塊(かたまり)ができてしまいます。血の塊を血腫(けっしゅ)といいます。血腫が大きくなると、正常に機能している脳を圧迫したり、頭の圧力が高まったりして、脳のはたらきを鈍らせてしまいます。

▼ 脳出血

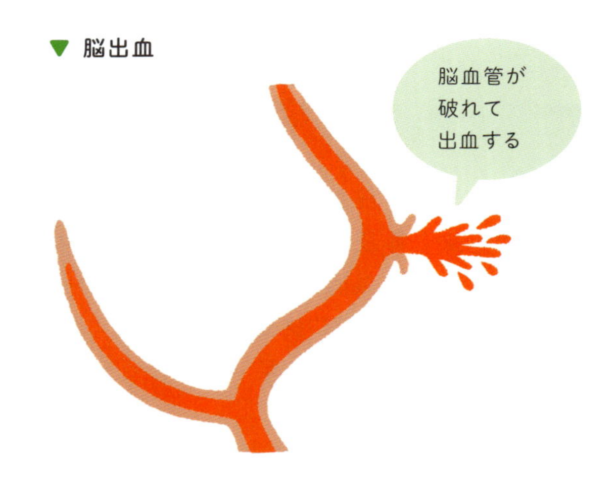

脳の模型が病棟にあれば活用しよう。立体的にみると脳の構造がイメージしやすいよ。

症状は？

- 脳出血の症状は、出血を起こした部位や出血量によって異なります。
- 著しい血圧上昇、頭痛、悪心（おしん）・嘔吐、手足の運動麻痺（まひ）、感覚障害、失語症（しつごしょう）などを起こします。
- 脳を破壊するため後遺症を残す可能性が高く、意識障害による昏睡（こんすい）状態に陥る場合もあります。
- 脳出血で頻度の高い、高血圧性脳出血の部位と典型的な症状を図に示します。

▼ 高血圧性脳出血の部位と典型的な症状

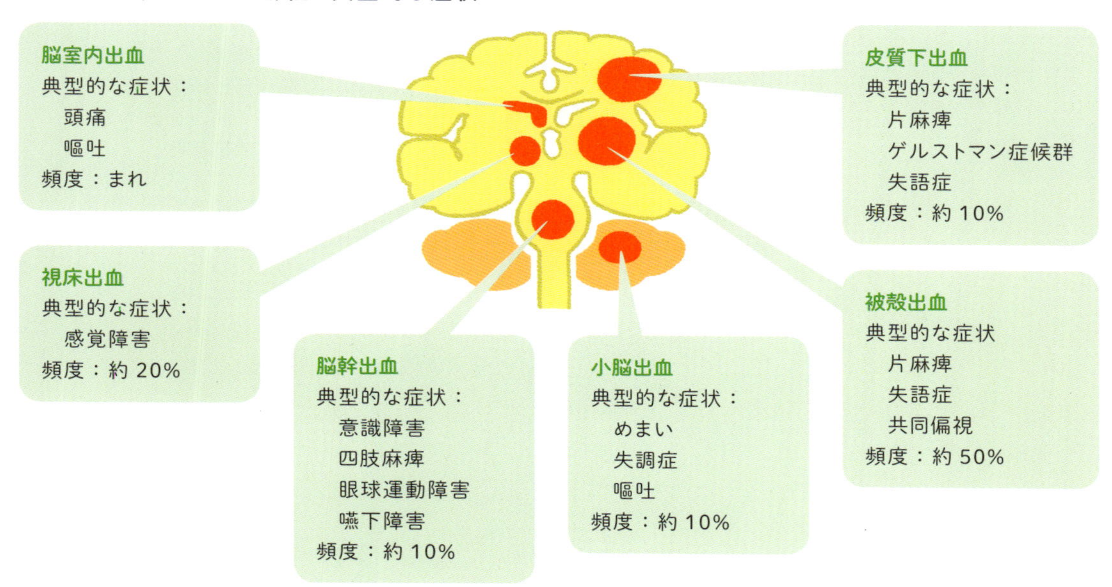

出血性脳卒中：くも膜下出血の患者さん p.28

- くも膜下出血（まくかしゅっけつ）は、頭蓋骨の下にある「くも膜」という薄い膜と脳の間にある「くも膜下腔」というスペースに、血液が流れ込んで広がった状態です。

▼ くも膜下出血

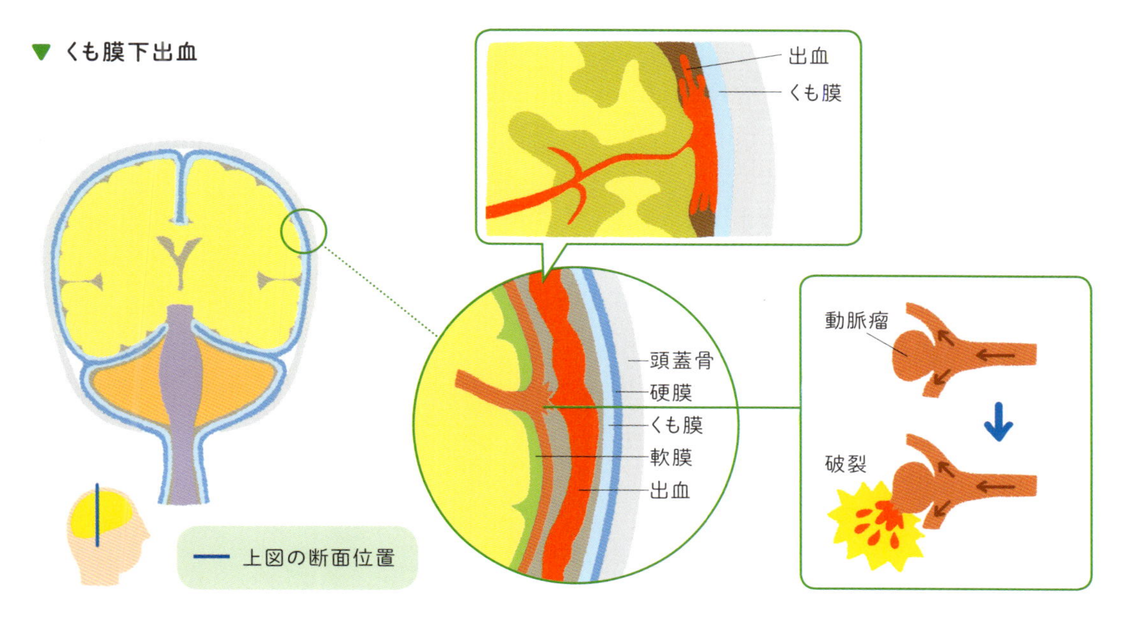

- くも膜下出血の多くは、脳動脈瘤という「こぶ」が破れて起こります。
- 脳動脈瘤の中でも、破裂しやすい好発部位と、その部位の症状を図に示します。

▼ **脳動脈瘤の破裂しやすい好発部位と症状**

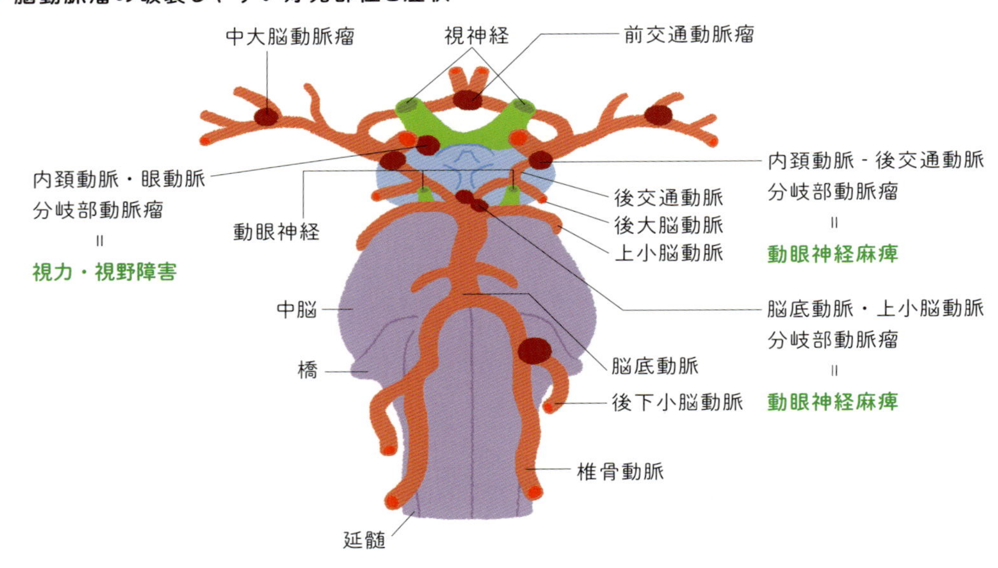

症状は?

- 突然の激しい頭痛（後頭部をバットで殴られたような痛み）、悪心・嘔吐をともないます。
- ただし、少量の出血では軽い頭痛のことがあります。
- 出血部位によっては、視力・視野障害、動眼神経麻痺、意識障害、運動麻痺を起こします。
- 脳を破壊しないため、くも膜下出血を発症した患者さんのうち、約 1/3 は正常に回復しますが、約 1/3 は重い後遺症を残し、1/3 は死を招きます。

発症後は危険な合併症と隣合わせ。三大合併症である①再出血、②脳血管攣縮（れんしゅく）、③水頭症（すいとうしょう）に注意!!

勉強がはかどってきたら、脳動脈の灌流（かんりゅう）領域は押さえておこう。

虚血性脳卒中：脳梗塞の患者さん p.26

- 脳梗塞は、血栓ができることで血管が詰まる（閉塞）、もしくは狭くなってしまう（狭窄）ことで、脳組織に血液が行き渡らなくなって起こる疾患です。
- 血液によって運ばれるはずの酸素と栄養が不足することで、脳細胞がはたらかなくなり、やがて壊死します。脳の組織は、血流が途絶えると数分～数時間で壊死し、梗塞巣となります。梗塞巣は元に戻ることはありません。

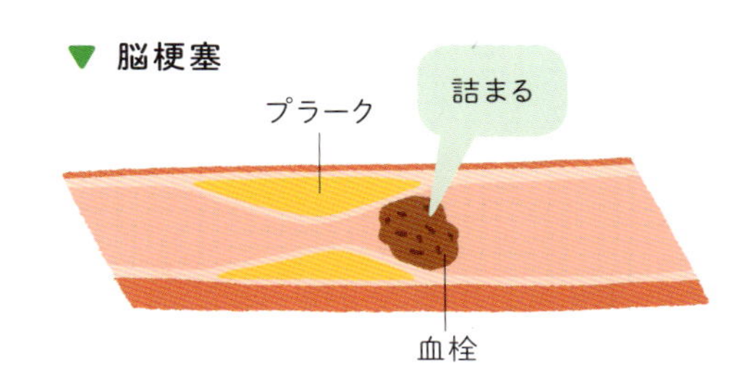

- 病型はおもに、ラクナ梗塞、アテローム血栓性脳梗塞、心原性脳塞栓症に分類されます。
- 脳細胞が壊死し、壊死した部分が担っていた機能が失われることによって、症状として現れます。

症状は？

- 症状とその程度は、梗塞の範囲と部分によって異なります。
- 体の片側の麻痺や脱力（運動障害）、触覚、痛覚、温度の感覚に差が出る（感覚障害）、ろれつが回らない・言葉が理解できない（言語障害）、視野の片側が欠ける・物が二重に見える〔視野障害、眼球運動障害（複視）〕、めまいやふらつき（失調）などがあります。
- 頭がぼんやりする・意識がない（意識障害）や、ものを認識できない・道具の使い方がわからないなど（高次脳機能障害）を起こすこともあります。

脳腫瘍の患者さん p.53

- 脳腫瘍とは、頭蓋内（脳実質、くも膜、硬膜、脳血管、下垂体、脳神経や先天性遺残組織など）に発生するすべての腫瘍をいいます。脳腫瘍は細かく分類すると100種類以上あります。原発性に発生する場合と、他の部位からの転移性に分かれます。

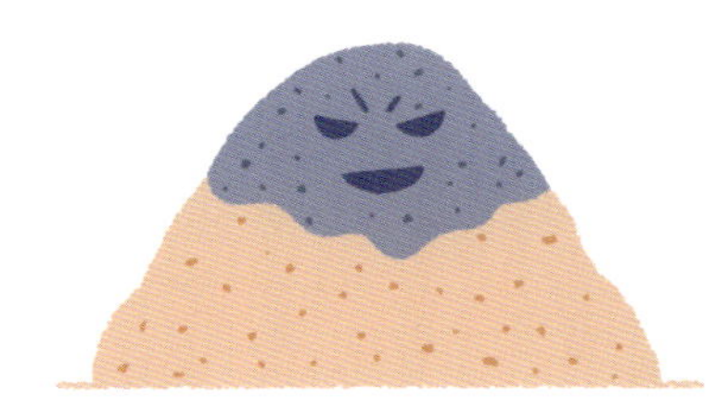

- 原発性脳腫瘍はおもに良性腫瘍と悪性腫瘍に分かれます。一般に増大がゆるやかで、浸潤傾向がないものは良性腫瘍で、増大が速く、浸潤傾向がみられるものを悪性腫瘍といいます。

症状は？

- 一般的な症状には、頭蓋内圧亢進症状（頭痛・嘔吐など）があり、腫瘍自体の増大や脳浮腫、脳脊髄液の循環障害による水頭症によって生じます p.55。
- 頭蓋内圧亢進症状である頭痛は朝に生じやすいです。
- 局所症状は、発生した脳腫瘍の部位や腫瘍の浸潤、圧迫の程度によって異なります。
- 腫瘍による浸潤や圧迫は、異常な電気活動を起こし、てんかん発作を招くことがあります p.44。

▼ 発生した脳腫瘍の部位や腫瘍の浸潤、圧迫の程度によって起こる症状

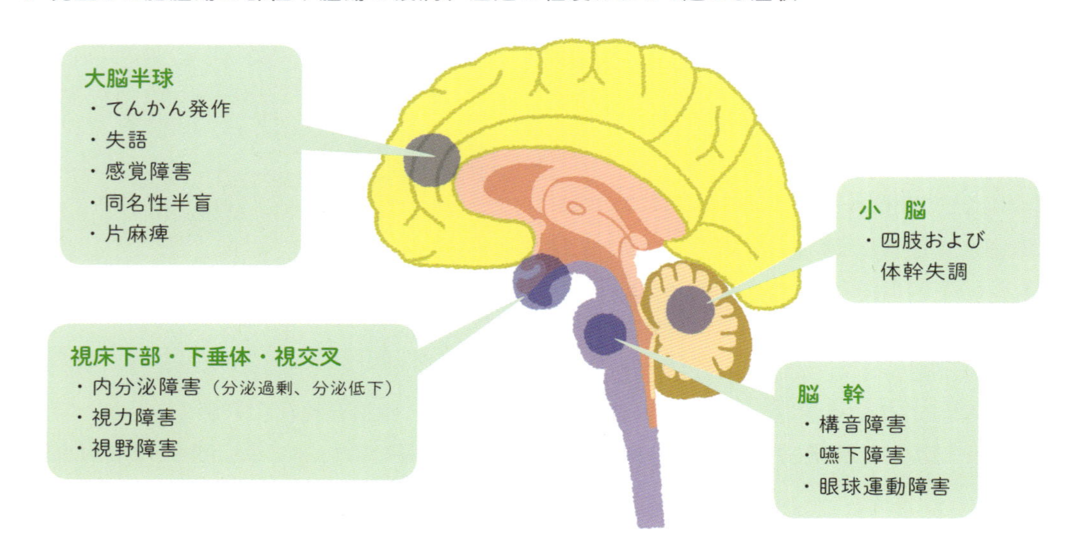

▼ 脳神経外科病棟のおもな患者さんの特徴・注意点

こんな患者さん	特徴・注意
意識レベルが変化する	意識レベルの変化は患者さんの異常の重要な手がかり。意識レベルの観察方法と、意識レベルが低下したときの対応を身に付けよう
抗血栓薬の服用	脳梗塞では再発予防のため、基本的に生涯、抗血栓薬（こうけっせんやく）を飲み続ける。自己判断で中止しないように説明しよう
脳卒中再発を繰り返す	脳卒中に一度かかった人は、再発を起こさないように再発予防の患者教育が重要
緊急手術	病状によって緊急手術になる患者さんがいる。急な手術で患者さん・家族はとても不安になっている。手術オリエンテーションや手術前説明では、十分に反応を確認しよう
ドレーンを留置している	多くの種類のドレーンが使用される。何の目的でドレナージしているか、どんな場合が危険なのか理解を深め、ドレーンの管理方法や観察の視点を身に付けよう
けいれん発作	脳そのものの疾患、障害によるもの、脳以外の疾患によって、けいれん発作を生じる。発見したら、その場を離れず応援を呼び、危険回避、誤嚥（ごえん）予防を行う
転びやすい	身体機能の低下により、転倒のリスクが高い患者さんが多くいる。セラピスト・医師などのチームで協働し、危険予知のもと対策を行い、毎日生活のなかでのリハビリを続けることが大切

2 | こんな検査をします

頭部CT（コンピューター断層撮影）

- おもに出血・腫瘍・頭蓋骨を診る画像検査です。
- X線を使った検査で、単純撮影は数分間で終了します。
- 造影剤（ぞうえいざい）を用いると、脳血管を立体的に画像化でき、腫瘍の診断や血管の3次元（3D）評価が可能です。3次元CT血管撮影（3D-CTアンギオグラフィー：3D-CTA）といいます。
- 仰臥位（ぎょうがい）で撮影し、足側から頭側へと眺める状態で画像ができあがります。画像確認の際、右側、左側を間違わないように注意しましょう。見方は、左右対称でない部分を探すと病変が見つかります。

▼ 3次元CT血管撮影（3D-CTアンギオグラフィー）

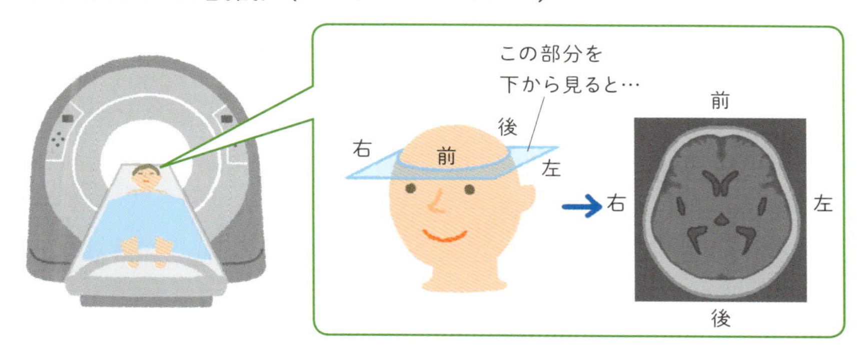

- 放射線被曝（ひばく）をともなうため、妊婦の撮影は禁忌です。眼球の水晶体（すいしょうたい）への被曝による白内障（はくないしょう）発生の可能性があり、配慮が必要です。
- 脳内が白く（**高吸収域**）描出された場合は、出血が考えられます。
- 脳内が黒く（**低吸収域**）描出された場合は、発症数日後の脳梗塞を考えます。ただし、発症早期の脳梗塞では黒く写らないため、注意が必要です。

> 体におけるX線の吸収を画像化している。X線は原子番号が大きいほど吸収される。

頭部MRI（磁気共鳴画像）

- おもに脳の解剖を精密にみる画像検査です。
- 強く大きな磁石と電波を利用して画像を撮影する検査で、撮影時間を要し、大きな音が発生します。
- MRIには、T1強調画像（T1WI）、T2強調画像（T2WI）、T2＊（スター）強調画像（T2＊WI）、拡散強調画像〔DWI（ディフュージョン）〕、水抑制画像（みずよくせい）（FLAIR（フレア））、脳槽撮影（のうそう）（FIESTA（フィエスタ））などの撮像法があります。
- 例えば、脳梗塞は、拡散強調画像でもっとも早く描写されます。
- MRアンギオグラフィー（MRA）は、MRIと同じ装置を使って血流だけの情報を画像化する方法で、造影剤は不要です。
- 造影剤を用いると、腫瘍や炎症性疾患（脳炎、脳膿瘍（のうのうよう）など）の詳細な評価が可能です。

- 患者さんに検査前の十分な問診が必要です。体内・体外に金属（ペースメーカー、脳深部刺激装置、人工内耳、補聴器など）を有する患者さんは禁忌。可変式バルブを用いたシャントを有する患者さん、閉所恐怖症の患者さんや小児には調整が必要です。

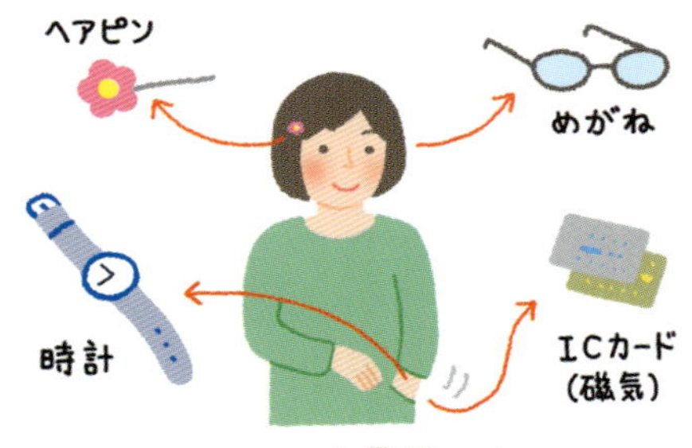

頭部血管造影

- カテーテルを動脈内に挿入するため、脳血管の評価がもっとも細かくできます。
- 大腿、上腕、橈骨（とうこつ）のいずれかの動脈からカテーテルを挿入し、血管を造影します。検査終了後は、出血防止のため安静が必要となり、患者さんは苦痛を生じることがあります。
- 造影剤の副作用や合併症のリスクがあります。
- 検査前準備に、安静の説明や動脈触知・造影剤アレルギーの確認などが必要です。
- 検査後は、バイタルサイン測定、穿刺（せんし）部位の出血の有無、血腫の有無などの観察、動脈触知などを行います。
- 緊急時には、そのまま血栓回収療法などの血管内治療が可能です。

脳血流シンチグラフィー（SPECT：Single Photon Emission CT）

- 脳の血管・血流が詳細にわかる核医学検査です。
- ごく微量の放射性同位元素（どういげんそ）を含む薬を注射して、注射後に頭を測定機器に入れたまま、しばらく仰向けになります。薬は脳の血流に比例して脳に運ばれ、その量をシンチカメラで測定し、脳血流をみます。
- 頭頚部主幹（とうけいぶしゅかん）動脈閉塞症やもやもや病など、脳血管が狭くなったり、詰まったりしている人の脳血流低下の状態測定に役立ちます。
- 安静時に脳血管拡張薬のアセタゾラミド（ダイアモックス®）という薬を注射し、SPECT（スペクト）撮影を行うと、脳血管の予備能力を測定できます。

3｜こんな治療をします

顕微鏡を使用する手術

▼ 開頭クリッピング術

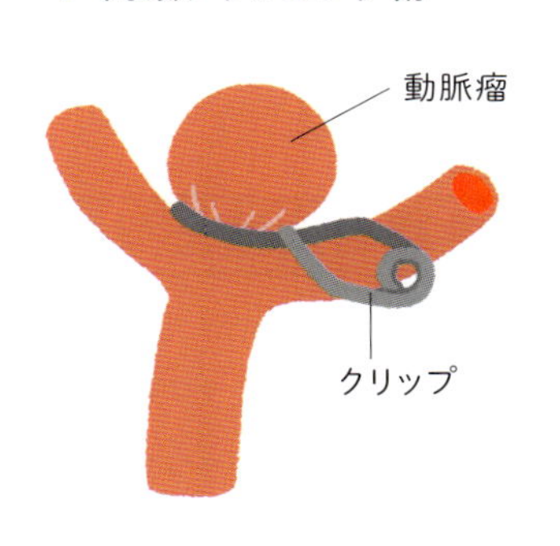

- 開頭手術は頭蓋骨を外して、手術用顕微鏡を使用する手術です。
- 未破裂脳動脈瘤や脳動脈瘤破裂によるくも膜下出血では、開頭クリッピング術を行います。
- もやもや病、内頚動脈閉塞症・中大脳動脈閉塞症もしくは狭窄症に対し、血流を確保する目的で、開頭にて浅側頭動脈 - 中大脳動脈（STA-MCA）バイパス術を行います。患者さんによっては、脳動脈瘤に対してバイパス術を併用することがあります。
- 顔面けいれん、三叉神経痛は、小開頭して微小血管減圧術を行います。
- 脳腫瘍摘出術において、生検術と摘出術があります。
- 髄膜腫、神経鞘腫などの良性腫瘍は、周囲組織との境界が明瞭なため、すべて摘出可能です。
- 神経膠腫などの悪性腫瘍は、完全摘出がむずかしいため、可能な部分だけを切除します。組織を採取し、確定診断を目的で行う場合があります。
- 頚動脈狭窄症は、頚動脈内膜剥離術（CEA）を行います。開頭はしません。病側の頚部に 8cm 程度の皮膚切開を行って手術します。
- 施設によっては、脳出血に対する血腫除去を開頭手術で行います。

神経内視鏡手術

- 脳専用の内視鏡を神経内視鏡と呼びます。
- 皮膚を数 cm 程度切開し、小さな穴を頭蓋骨に開けて（穿頭）、内視鏡を挿入して行う手術です。熟練した手技操作のもとで行います。
- 開頭術より創は小さく、手術時間は短縮されます。
- 非交通性水頭症に対する内視鏡下第三脳室底開窓術、下垂体腫瘍に対する経鼻的経蝶形骨洞腫瘍摘出術を行います。
- 施設によっては、脳出血に対する血腫除去を内視鏡手術で行います。

脳血管内治療

▼ 脳動脈瘤コイル塞栓術

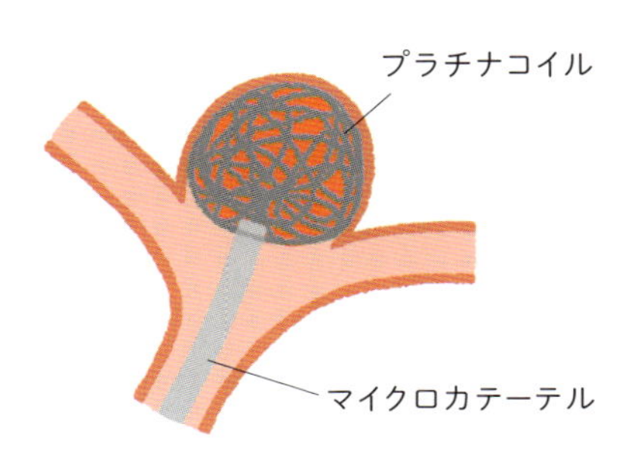

- 鼠径部の大腿動脈からカテーテルを入れ、血管の中を通して頭部の病的血管へ進めて行います。
- 全身麻酔または局所麻酔で行います。
- 超急性期の脳梗塞で脳主幹動脈が閉塞している場合に、血栓を吸引したり、血栓の中にステントを広げて絡め取ったりする、血栓回収療法を行います。原則、発症後 8 時間以内に治療します。
- 脳動脈瘤、脳動静脈奇形、硬膜動静脈に対しては、塞栓

用コイル、液体塞栓物質を用いた塞栓術を行います。（例：未破裂の脳動脈瘤には、脳動脈瘤コイル塞栓術）

- 血管狭窄、血管閉塞に対しては、バルーン、ステントを用いた拡張術が行われます。〔例：頚動脈狭窄症には、頚動脈ステント留置術（CAS）〕
- 血管内治療は侵襲が少ない治療法といわれますが、合併症のリスクは顕微鏡手術や神経内視鏡手術と同じです。医師、看護師、診療放射線技師、臨床工学技士のチームで治療を行うことが大切です。

機能的脳神経外科治療

- 機能的脳神経外科治療とは、神経疾患や脳卒中による**不随意運動**、痛み、てんかん、情動障害などの神経機能障害の改善を図る治療です。

> 自分の意思とは関係なく、からだが勝手に動く現象

- 不随意運動、痛み、てんかん、情動障害などは、直接的には命に危険がないものの、進行すると日常生活動作に大きな支障をきたします。そのため、薬物療法だけでは治療のむずかしい進行期の病気に対して外科治療を行います。
- 難治性てんかん発作の消失・軽減を目的として、電極埋め込み術、迷走神経刺激装置、焦点切除術、脳梁離断術を行います。
- パーキンソン病に対しては、脳深部刺激療法（DBS：deep brain stimulation）を行います。軟らかい電極リードを脳のターゲットに留置します。パルス発生装置を胸部または腹部に埋め込み、リード線とパルス発生装置を接続します。刺激のパルス頻度・幅、電圧は調整ができます。
- 患者さんが自分でスイッチを操作して ON、OFF ができます。
- 顕微鏡を使用する手術で述べた、顔面けいれんや三叉神経痛に対する手術も、機能的脳神経外科治療の一つです。

▼ 脳深部刺激療法（DBS）

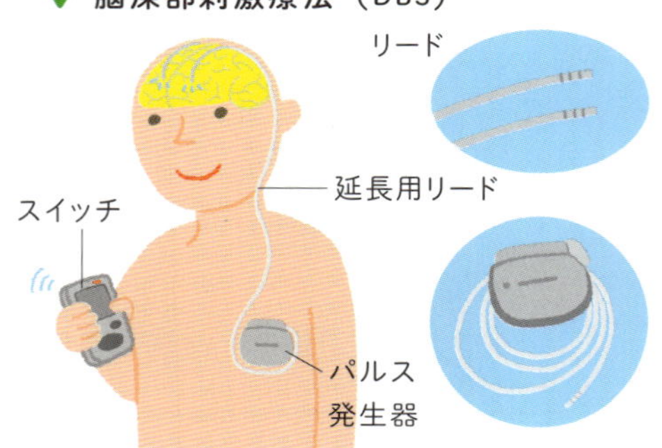

ケアのポイント

- ✓ 脳は障害された部位により、ある程度決まった症状が出現する。脳の解剖・機能→画像のみかた→疾患へと、頭の中を整理しながら学習をすすめよう
- ✓ 脳神経疾患の患者さんは、突然の発症や思いがけない症状をともなう場合がある。脳の解剖・機能の知識を深めて、患者さんの症状を理解し、支えとなる看護ケアにつなげよう

［中野琴美、山田由李子］

2章 脳・脳血管・脳神経の解剖を確認しよう

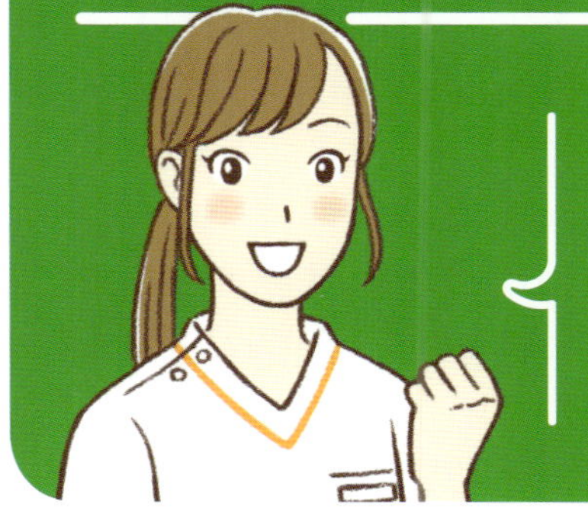

脳は思考や運動など生命活動に重要な役割を果たしています。具体的に脳はどんな構造をしてどのよう機能があるのでしょうか？脳に関連する血管や神経を含めた解剖を学びましょう。

1 | 大脳・小脳・脳幹

大脳

- 大脳は、表面を覆う皮質（灰白質）と、その内部にある髄質（白質）で構成されています。大脳皮質は系統発生学的には旧皮質、古皮質、新皮質に分類され、約90%が新皮質です。
- 新皮質は脳溝により前頭葉、頭頂葉、側頭葉、後頭葉の4領域に区分され、前頭葉と側頭葉を分けているのは外側溝（シルビウス裂）、前頭葉と頭頂葉を分けているのは中心溝（ローランド溝）、頭頂葉と後頭葉を分けているのは頭頂後頭溝といいます。
- 旧皮質は嗅葉、梨状葉など、古皮質は海馬、脳弓、歯状回などであり、まとめて大脳辺縁系とよばれ、記憶の形成や保持、情動の機能にかかわっています。
- 大脳は左右2つの半球に分かれており、左右を隔てているのは大脳縦裂という溝であり、その奥に両半球をつなぐ線維の束である脳梁が存在します。大脳半球の形態は左右対称ですが、機能には左右差があります。ふつうの右利きの場合、言語機能は左半球優位となり、非言語性の空間的機能や注意機能は右半球優位となっています。左利きの場合は、個人差がありますが、言語優位半球は左半球であることのほうが多いです。

▼ 大脳

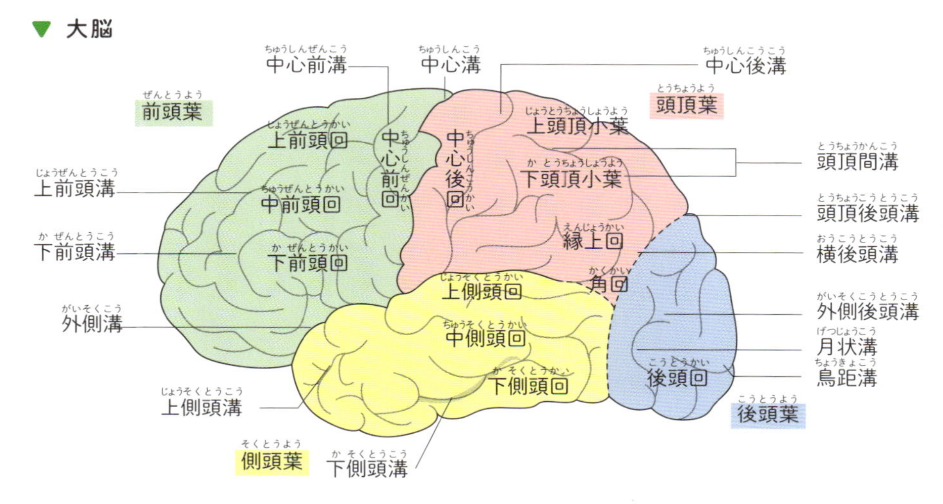

同じ脳腫瘍という病気でも、発生部位や右半球か左半球かで症状は違ってくるよ。

前頭葉

- 前方に存在し、外側面は後方で中心溝、下方はシルビウス裂で境界されています。上前頭溝、下前頭溝、中心前溝の 3 つの脳溝によって、上前頭回、中前頭回、下前頭回、中心前回の 4 つの脳回が形成されています。
- 前頭連合野、高次運動野、一次運動野の 3 つの領域があります。
- 前頭連合野は目標を設定して計画を立て、論理的で順序立った効率的な行動を起こします。また、理性や思考、道徳観念、感情や意欲、創造性などにおいて中心的な役割を果たします。
- 高次運動野は運動の準備やプログラムを行い、中心溝と中心前溝に挟まれた中心前回（ちゅうしんぜんかい）とよばれる一次運動野が実際の運動の指令を出します。
- 優位半球の下前頭回はブローカ野とよばれ、運動性の言語機能があります。障害されると話の理解はできますが、流暢な言語表出が困難になります。

▼ 前頭葉、側頭葉

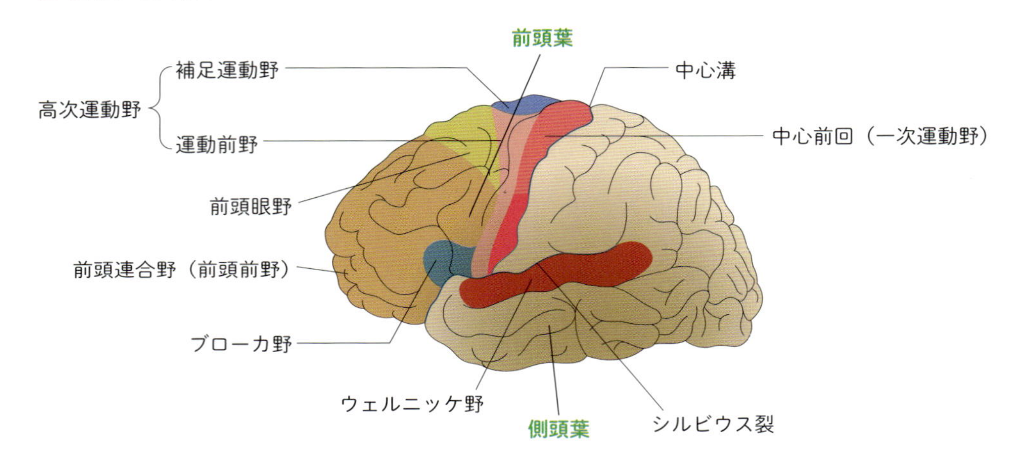

側頭葉

- シルビウス裂の下方に位置します。外側面に存在する上側頭溝、下側頭溝の 2 つの脳溝により、上側頭回、中側頭回、下側頭回の 3 つの脳回（のうかい）が形成されています。
- 側頭連合野、一次聴覚野、聴覚連合野の 3 つの領域があり、側頭連合野は記憶、聴覚情報処理、視覚情報に基づく物体認識にかかわります。一次聴覚野で耳からの情報を受け取って音として認識し、聴覚連合野で解釈します。また後内側部を視放線とよばれる神経線維が通っており、視野にも関与しています。
- 優位半球の上側頭回にウェルニッケ野と呼ばれる部位が存在し、感覚性の言語機能があり、障害されると話の理解はできませんが、流暢な言語表出は可能です。

脳には機能障害に関してまだ十分に解明されていない部位もあるよ。

頭頂葉

- 中心溝を境界として前頭葉の後方に存在し、中心後溝、頭頂間溝の 2 つの脳溝により中心後回、上頭頂小葉、下頭頂小葉に分けられます。
- 体性感覚野（たいせいかんかくや）と頭頂連合野（とうちょうれんごうや）の 2 つの領域があり、中心溝と中心後構に挟まれた中心後回とよばれる体性感覚野は温痛覚、触覚、深部感覚をつかさどります。
- 頭頂連合野は空間内での体の位置を認識したり、空間感覚、物体の認識にかかわります。
- 優位半球障害では言葉の言い間違いや計算ができなくなり、①手指失認、②左右識別障害、③失算、④失書を 4 主徴とするゲルストマン症候群（Gerstmann syndrome）が現れます。
- 非優位半球障害では空間の認識力の低下や、身体の認識の低下、着慣れた服を正しく着ることができないなどの症状が現れます。

▼ 頭頂葉、後頭葉

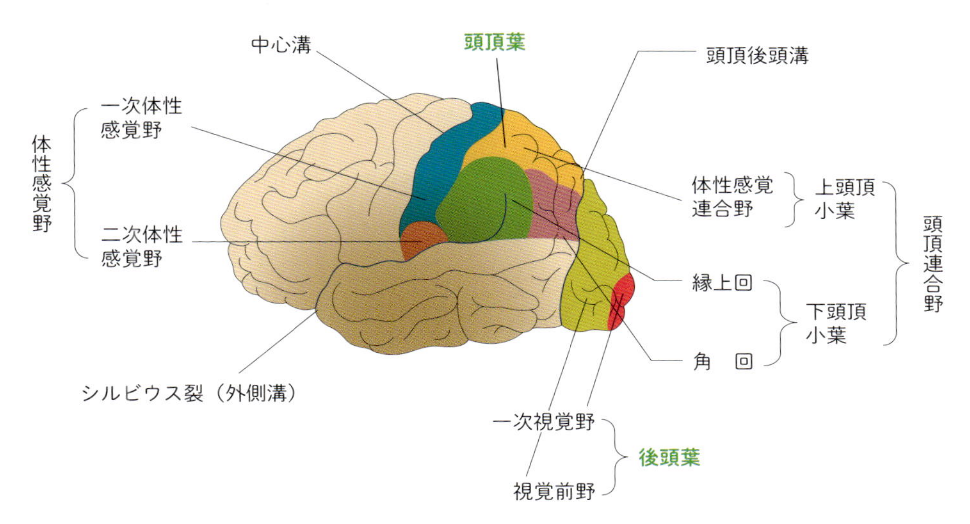

後頭葉

- 外側面は脳回・脳溝などの構造物が規則的にみられず、明瞭な境界がない場合があります。
- 視覚野があり、網膜から送られてきた視覚情報を一次視覚野で色、大きさ、形、動き、輝き、透明さなどを感じて決定します。視覚連合皮質で対象物の認識や識別を行います。

小脳

- 大脳の後下方、脳幹の後方に位置し、左右の小脳半球、小脳虫部、片葉小節葉から成ります。
- 脳幹とは神経線維束が通る小脳脚とでつながっており、中脳とは上小脳脚、橋とは中小脳脚、延髄とは下小脳脚で連結しています。
- 系統発生学的には古小脳（前庭性小脳）、旧小脳（脊髄性小脳）、新小脳（橋性小脳）に分類されます。
- 古小脳は平衡機能に関与し、旧小脳は筋緊張の調節、姿勢の維持にかかわります。新小脳は大脳皮質からの入力を受けて随意筋を調節して巧緻運動に関与します。

▼ 小脳（側面像）

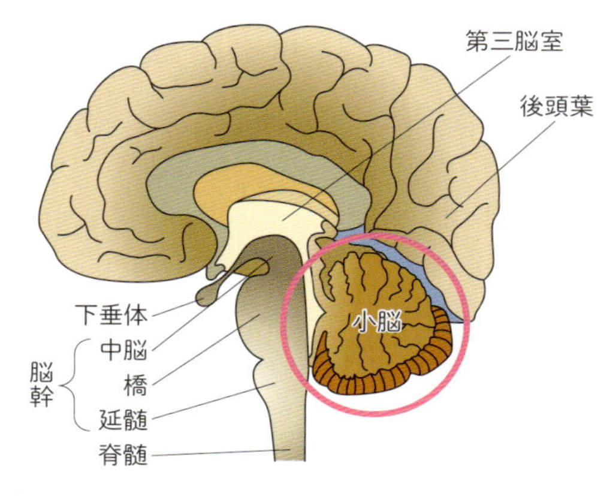

▼ 片葉小節葉

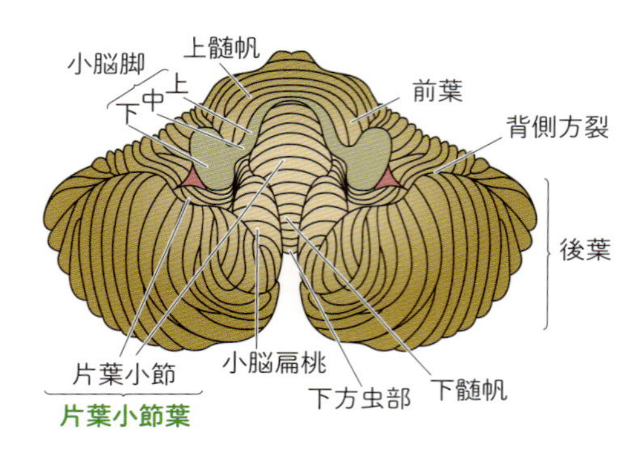

▼ 小脳半球と虫部

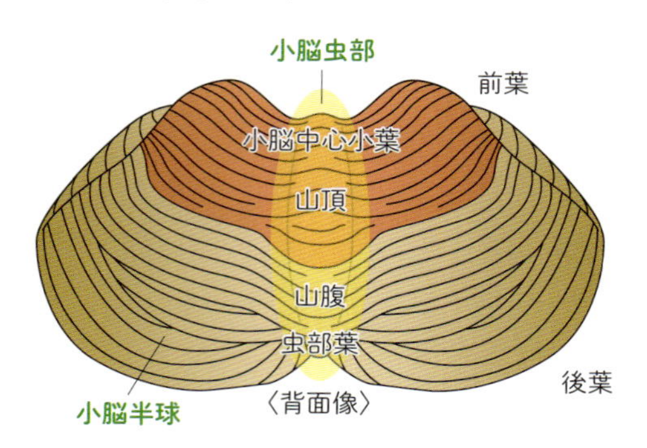

脳幹

- 大脳の下方、小脳の前面に位置し、上から中脳、橋、延髄から成り、その下は脊髄につながっています。
- 脳幹は神経の伝導路であり、運動の線維は中脳では大脳脚、橋では皮質脊髄路、延髄では錐体を通り、感覚の線維は痛みや温度は脊髄視床路、振動や位置は内側毛帯（錐体交叉の直上で交叉：毛帯交叉）を通ります。
- 睡眠と覚醒のレベルを調整したり、生命維持にかかわる呼吸や循環器の中枢もあり、12 脳神経のうちⅢ～Ⅶ神経の核が脳幹の中にあります。

▼ 脳幹

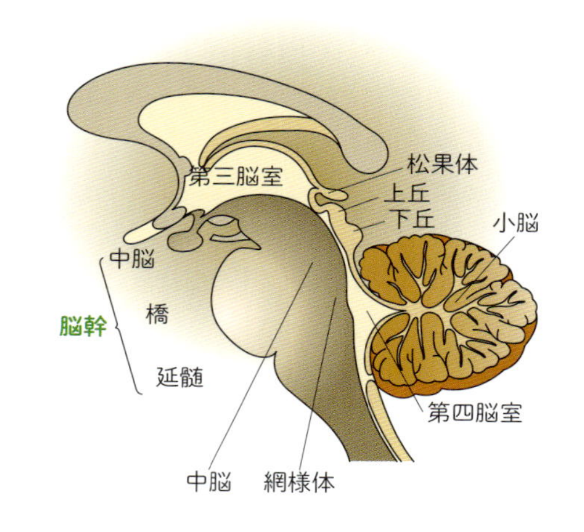

　症状からどこの血管障害か推測できるようになれば、解剖を十分に理解できている証拠！

中脳

- 前方から大脳脚、中脳被蓋、中脳蓋の3つに分けられます。運動線維が大脳脚を通り、感覚線維は脊髄視床路、内側毛帯を通ります。
- 中脳被蓋には赤核や黒質が存在し運動の調節にかかわり、動眼神経核や滑車神経核もあります。中脳蓋に四丘体があり、上丘は視覚反射、下丘は聴覚反射にかかわります。

▼ 中脳

中脳
中脳水道
脊髄視床路
内側毛帯
黒質
内側縦束
赤核
大脳脚

橋

- 前方から橋底部、橋被蓋に分けられます。運動線維が腹側にある皮質脊髄路を通り、感覚線維は脊髄視床路、内側毛帯を通ります。内側縦束が眼球協調運動に関与します。
- 三叉神経核、外転神経核、顔面神経核、聴神経（前庭神経、蝸牛神経）核があります。

延髄

- 運動線維が錐体を通りますが、脊髄に入る直前に錐体交叉で反対側に移ります。感覚線維は脊髄視床路、内側毛帯を通ります。

▼ 錐体交叉

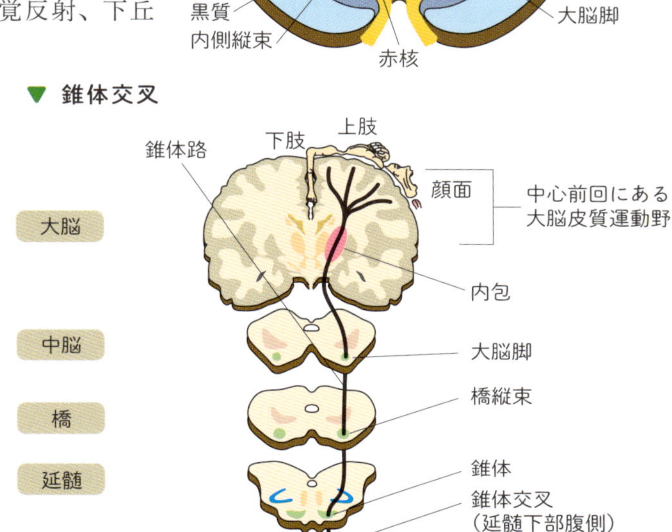

- オリーブの実のように膨らんでいる部分をオリーブ核といい、身体の動きをスムーズに行うことに関与します。
- 舌咽神経核、迷走神経核、副神経核、舌下神経核があります。

▼ 橋

橋
第四脳室
内側縦束
中小脳脚
脊髄視床路
皮質脊髄路
内側毛帯

▼ 延髄

下小脳脚
延髄
内側毛帯
脊髄視床路
オリーブ核
錐体

覚えることはたくさんあるけれど、解剖を理解することが病状や治療の理解につながっていくので、頑張って勉強しよう。

網様体

- 脳幹の背側にあり、中脳から延髄までの脳幹全体に存在する、網目状に発達した神経線維です。生命維持の役割があり、血圧、脈拍、呼吸を調整し、意識の維持、覚醒と睡眠のリズムの調節を行います。

2 | 脳血管

- 脳は左右一対の内頚動脈から灌流される前方循環系と、椎骨動脈から灌流される後方循環系から栄養されています。大動脈弓から3本の太い血管である腕頭動脈、左総頚動脈、左鎖骨下動脈が分岐します。
- 腕頭動脈は、右総頚動脈と右鎖骨下動脈に分かれます。
- 総頚動脈は左右ともに頭皮や顔面を栄養する外頚動脈、脳を栄養する内頚動脈に分かれます。内頚動脈は頭蓋内で前大脳動脈、中大脳動脈になります。左右の鎖骨下動脈から椎骨動脈が分岐し、頭蓋内で合流して脳底動脈となります。脳底動脈は小脳テントを越えた位置で左右の後大脳動脈になります。

▼ 脳血管

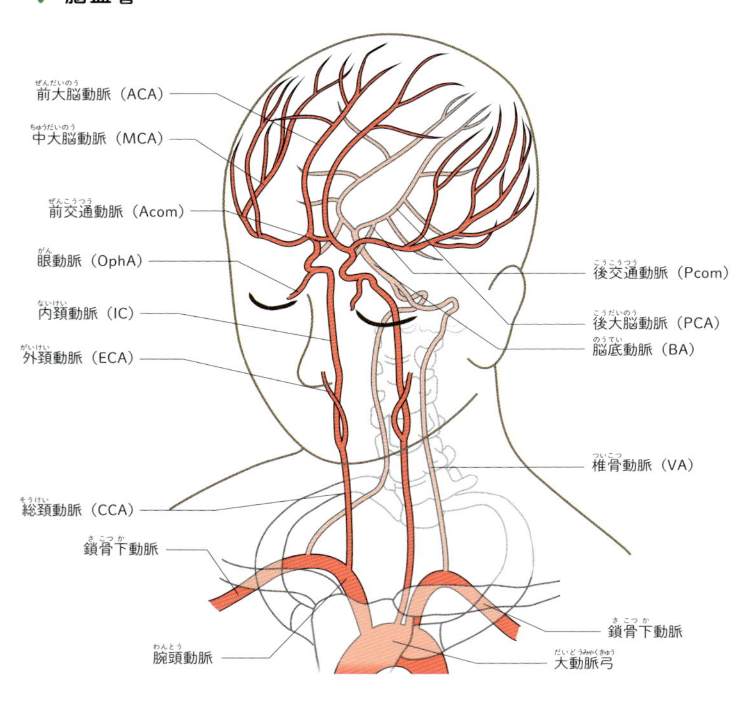

ウィリス動脈輪

- 前後左右の動脈をつないでおり、前交通動脈、後交通動脈、両側前大脳動脈、両側後大脳動脈、両側内頚動脈で構成されています。

▼ ウィリス動脈輪

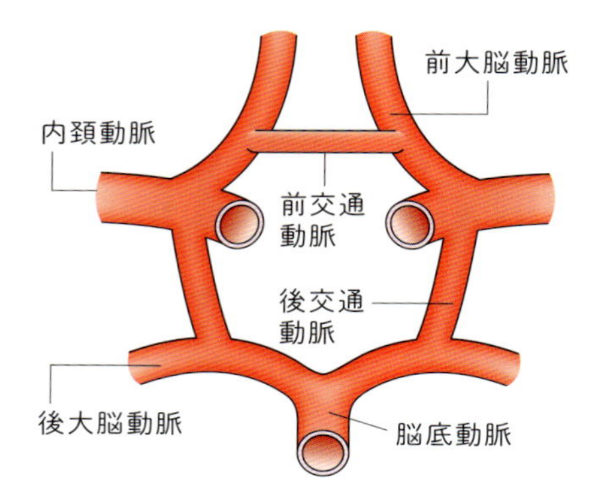

脳の静脈

- 表在性大脳静脈と深部静脈に分けられます。表在性大脳静脈は大きく分けると上矢状静脈洞（じょうしじょうじょうみゃくどう）に流入する。ルートと海綿静脈洞（かいめんじょうみゃくどう）に流入するルートに分けられます。深部静脈はガレン直静脈洞へ流入します。前方は海綿静脈洞より下錐体（かすいたい）静脈洞を介して内頚静脈へ、後方の脳静脈洞群は、横静脈洞、S状静脈洞を介して内頚静脈へ流入し、心臓へと戻ります。

▼ 脳の静脈

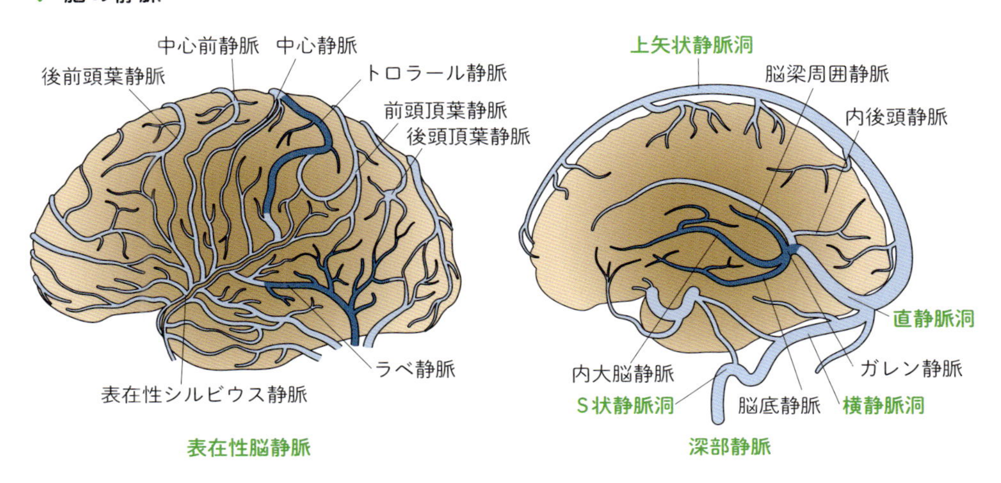

頚部の動脈

- 動脈硬化による狭窄がもっとも起こりやすい場所は、頚動脈分岐部です。そのほか、椎骨動脈の起始部、鎖骨下動脈の起始部などにも生じます。頭蓋内の動脈では中大脳動脈や内頚動脈に狭窄が生じやすいです。
- **動脈瘤**は血管の分岐部に発生しやすく、ウィリス動脈輪およびその近傍にとくに集中します。

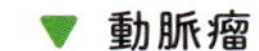

前交通動脈、内頚動脈 - 後交通動脈分岐部、中大脳動脈分岐部が三大好発部位で、全体の約 80%を占める。

▼ 内頚動脈の狭窄

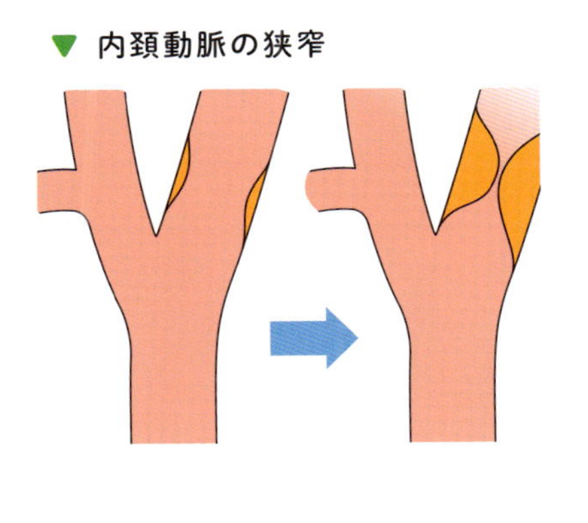

▼ 動脈瘤

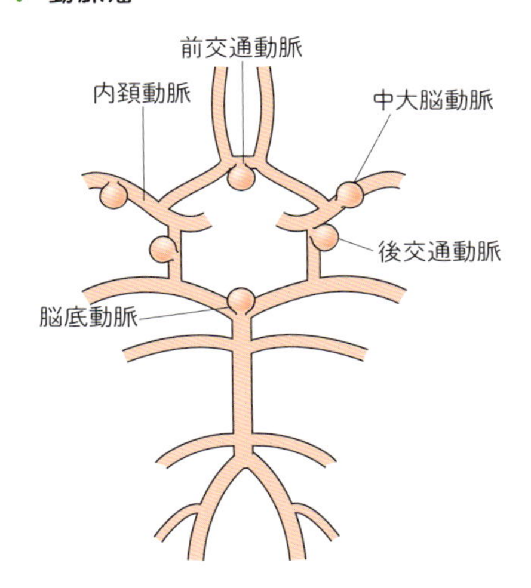

3 | 12 脳神経

- 脳神経は左右 12 対の脳から出ている末梢神経であり、それぞれの名称とともにⅠ〜Ⅻまでの番号でも示されます。
- 機能は特殊感覚神経（嗅覚、視覚、聴覚、平衡覚）、体性運動神経（おもに顔面の筋肉にかかわる）、鰓弓(さいきゅう)神経（鰓弓運動線維、内臓神経線維、味覚線維）に分類されます。
- Ⅲ・Ⅳ神経核が中脳、Ⅴ・Ⅵ・Ⅶ・Ⅷ神経核が橋、Ⅸ・Ⅹ・Ⅺ・Ⅻ神経核が延髄にあります。

▼ 12 脳神経

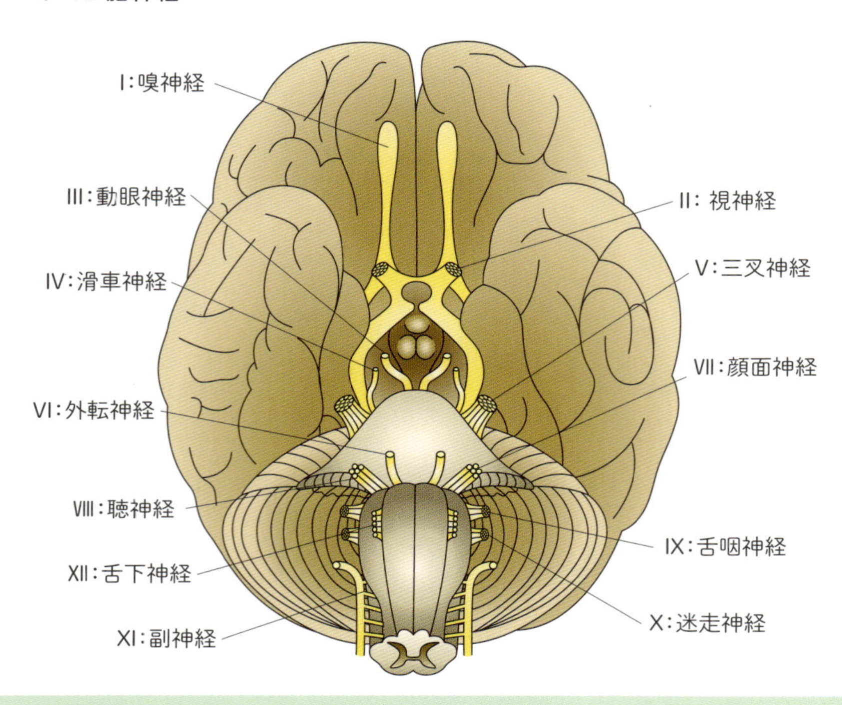

脳神経の覚え方は多数あり、「（嗅）いで（視）る、（動）く（車）が（三）（転）し、（顔）（耳）（のど）切り（迷）（副）（した）」などの語呂合わせは有名です。

嗅神経（I）

- 鼻腔最上部にある嗅細胞(きゅう)がにおい物質を感知しています。その細胞突起が篩板(しばん)を通って頭蓋内に入り、嗅球に到達します。
- 嗅球に入った嗅神経は、嗅索(きゅうさく)とよばれる線維となって中枢に向かい、側頭葉の鉤(こう)、海馬、扁桃体に嗅覚の信号を受け渡します。

視神経（II）

- 網膜に光刺激を感じ取る視細胞があり、視細胞から双極(そうきょく)細胞、神経節細胞へと刺激が伝わり、神経節細胞から出た線維が視神経です。視神経管を通って頭蓋内に入ります。

- 左右の視神経は後ろに向かって走り、視交叉で１カ所に集まり、半分の線維が交叉して、再び左右に分かれて視索となり、うしろに伸びていきます。外側膝状体を通り、視放線とよばれる線維を放射状に出して後頭葉に伝えられます。

動眼神経（Ⅲ）

- 運動神経成分以外に、副交感神経成分を含みます。眼球を動かす筋肉（上直筋、下直筋、内直筋、下斜筋）や目を上げる筋肉（上眼瞼挙筋）、瞳孔を収縮させる筋肉（瞳孔括約筋）を支配します。
- 中脳腹側の大脳脚の間から出て、後大脳動脈と上小脳動脈の間を抜け、海綿静脈洞を通過し、上眼間裂から眼窩に入ります。

滑車神経（Ⅳ）

- 眼球を動かす神経で上斜筋を支配し、眼球を内下方させます。中脳背側から出てぐるっと回って腹側へと走行し、海綿静脈洞を通過し、上眼間裂から眼窩に入ります。

三叉神経（Ⅴ）

- 顔面の知覚と顔面筋の一部（咀嚼筋、眼輪筋）の運動機能があります。橋の外側から出て三叉神経節を形成し、その名のとおり３本の枝に分かれ、第１枝（眼神経）、第２枝（上顎神経）、第３枝（下顎神経）となります。

外転神経（Ⅵ）

- 眼球を動かす神経で、外直筋を支配し、その名のとおり眼球を外転させます。橋下部から出て海綿静脈洞を通過し、上眼間裂から眼窩に入ります。

顔面神経（Ⅶ）

- 顔面の表情筋やアブミ骨筋を支配する運動線維、味覚（舌の前 2/3）の感覚線維、唾液分泌、涙腺分泌を支配する感覚線維があります。
- 橋から内耳道に入り、顔面神経管を通過し（途中で膝神経節を形成する）、茎乳突孔から頭蓋外へ出て耳下腺の中を走り、それぞれの筋肉に分布します。
- 顔面神経管の中で大錐体神経、アブミ骨神経、鼓索神経が分枝します。

聴神経（Ⅷ）

- 聴覚をつかさどる蝸牛神経と平衡感覚をつかさどる前庭神経の２つの成分からなる神経です。
- 蝸牛神経は内耳にある蝸牛の中の有毛細胞から発生します。
- 前庭神経は内耳にある三半規管、平衡斑にある前庭神経節から出ます。顔面神経とともに、内耳道を通って頭蓋内に入ります。

舌咽神経（Ⅸ）

- 運動、感覚、副交感神経の成分があり、運動機能として咽頭の挙上に関与します。神経細胞体は延髄の疑核にあり、頸静脈孔から頭蓋外に出て茎突咽頭筋に分布します。

- 感覚成分では味覚（舌の後ろ 1/3）や頸動脈小体、頸動脈洞の情報が孤束核に入り、咽頭の温痛覚・触覚の情報が三叉神経核に入ります。
- 副交感神経には唾液分泌機能があります。神経細胞体は延髄の下唾液核にあり、頸静脈孔から頭蓋外に出て耳下腺に分布します。

迷走神経（X）

- 運動、感覚、副交感神経の成分があります。運動機能として軟口蓋、咽頭、喉頭、上部食道の運動に関与します。神経細胞体は疑核にあり、頸静脈孔から頭蓋外に出て、茎突咽頭筋以外の咽頭・喉頭・食道の筋肉に分布します。
- 感覚成分では耳介後部の耳と乳様突起の間の一部分、外耳道の下部、後部、鼓膜の後半部の感覚を、迷走神経を経て三叉神経核に伝えます。
- 内臓感覚として、喉頭蓋からの味覚や咽頭、喉頭、気管、食道、その他の胸腔や腹腔の内臓器官からの感覚は孤束核に伝えられます。
- 副交感神経としては、心拍出量を低下させ、心拍数を減少、血圧を低下させます。腸管蠕動などの内臓のはたらきを活発にします。

副神経（XI）

- 2 つの要素をもつ運動神経で、迷走神経を介して咽頭、喉頭を支配します。
- もう 1 つは、胸鎖乳突筋と僧帽筋の上半分を支配します。

舌下神経（XII）

- オトガイ舌筋をはじめとした、舌の動きに関係する舌筋群を支配します。延髄を出て、舌下神経管から頭蓋外に出て舌筋に分布します。

［髙原正樹］

3章 患者さんが抱える疾患について知ろう

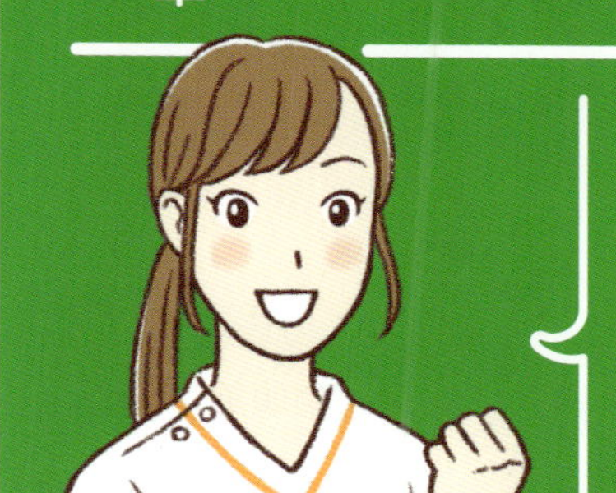

脳神経外科領域において、治療する疾患は多岐にわたります。同じ症状でも疾患によってケアのポイントも違ってくるため、すべての疾患を知っておく必要があります。この項目ではドクターによる疾患の概説に加え、ベテランナースからケアのポイントとよくある疑問をまとめてみました。いち早く脳神経領域の主要疾患とその標準治療を理解し、ケアの向上に役立ててください。

1 | 脳卒中（脳梗塞、脳出血、くも膜下出血）

どんな病気？

- 脳卒中とは、急に脳の血管が破れたり詰まったりして、脳細胞にダメージを及ぼす病気です。脳卒中は「がん」「心疾患」「肺炎」に次ぐ日本人の死亡原因の第4位ですが、寝たきりになる最大の原因です。すぐに治療を開始しないと命にかかわったり、重い後遺症が残ってしまいます。
- 原因によって、①脳梗塞（脳の血管が詰まる）、②一過性脳虚血発作（TIA）（脳梗塞の症状が短時間で消失する）、③脳出血（血管が破れる）、④くも膜下出血（動脈瘤が破れる）の4つに分類されます。
- 脳卒中の危険因子は、高血圧、糖尿病、喫煙、飲酒などがあり、血圧や血糖の十分なコントロールや生活習慣の改善が必要です。

▼ 脳卒中の分類

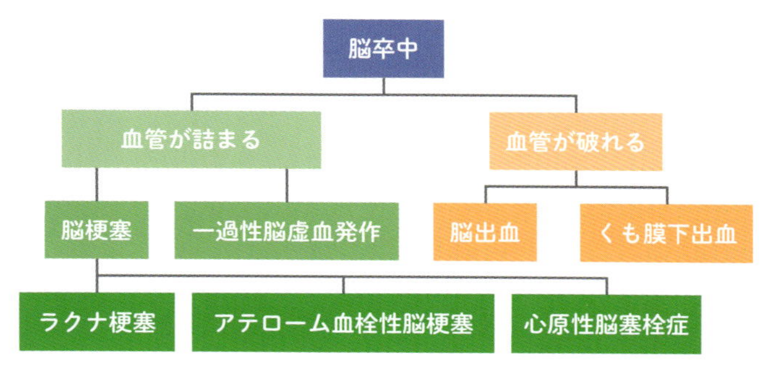

どんな症状？

- 日本脳卒中協会や米国の脳卒中キャンペーンでは、脳卒中を疑う5つの典型的症状をあげています。

▼ 脳卒中を疑う5つの典型症状

1. 片方の手足・顔半分の麻痺・しびれが起こる（手足のみ、顔のみの場合もある）
2. ろれつが回らない、言葉が出ない、他人の言うことが理解できない
3. 力はあるのに、立てない、歩けない、フラフラする
4. 片方の目が見えない、物が二重に見える、視野の半分が欠ける
   片方の目にカーテンがかかったように、突然一時的に見えなくなる
5. 経験したことのない激しい頭痛がする

- 最近では、より簡潔に、3つの症状を取り上げたFAST（ファスト）という標語もよく使われます。

> 米国脳卒中協会では、脳卒中を疑う人を見たら、3つ（Face、Arm、Speech）のテストをするように勧めており、その頭文字を取ってFASTと呼んでいる。

▼ FAST

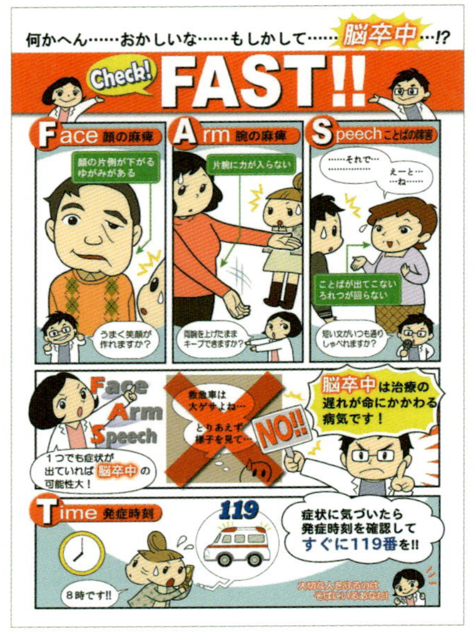

（平成22年度循環器病研究開発費「新しい脳卒中医療の開拓と均てん化のためのシステム構築に関する研究」班. http://kintenka.stroke-ncvc.jp/index.html.）

脳梗塞

どんな病気?

- 脳梗塞とは、脳動脈が詰まって脳細胞に酸素やブドウ糖が行き渡らず不足することで、脳細胞が壊死することをいいます。

▼ 脳梗塞の分類と特徴

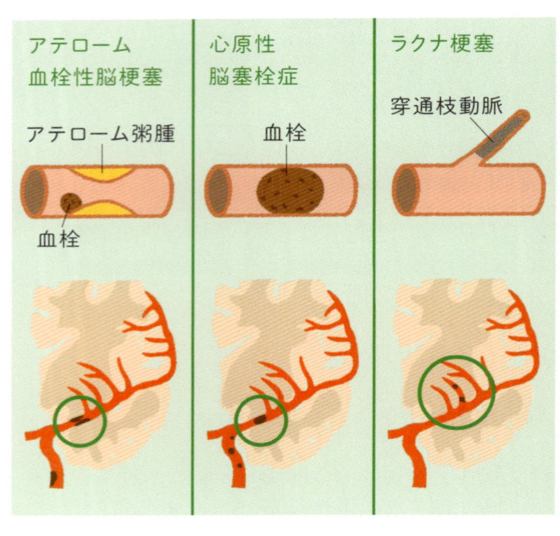

アテローム血栓性脳梗塞	頸動脈や中大脳動脈などの主幹（しゅかん）動脈が動脈硬化（アテローム硬化）により狭窄・閉塞して起こる脳梗塞。症状が徐々に進行していく。
心原性脳塞栓症	心房細動などの不整脈などが原因で、遊離した血栓が血流に乗って脳血管を閉塞させる脳梗塞。突然に大きな血管が閉塞するので、重症になることが多い。
ラクナ梗塞	ラクナとは小さな「穴」や「くぼみ」という意味。ラクナ梗塞とは穿通枝（せんつうし）とよばれる細い血管が閉塞することで起こる1.5cm未満の小さな脳梗塞のこと。比較的症状は軽いが、穿通枝の起始部が閉塞すると症状が悪化しやすく、BAD（branch athromatous disease）とよばれる。

どんな治療をするの?

- 脳梗塞治療は時間との勝負です。なるべく早く診断をつけ、治療を開始することで、後遺症が軽くなる可能性があります。脳梗塞発症後4.5時間以内であればアルテプラーゼ（rt-PA）の治療p.94ができ、8時間以内であればカテーテルによる血栓回収療法を行いますp.88。

- ほかにも、脳保護療法、抗凝固療法、抗血小板療法などがあります。症状の重篤さや脳梗塞のタイプにより治療法を選択します。
- それ以外にも、脳梗塞の原因となる血管によって、CEAやCAS p.37、頭蓋内外バイパス術などを行います。

一過性脳虚血発作（TIA）

- 脳梗塞の症状が現れた後に、脳血流が再開することで症状が改善するものです。ほとんどの場合、1時間以内に症状が消失します。脳梗塞になる一歩手前とされ、注意する必要があります。
- TIA患者の脳梗塞発症リスクを判断するため、ABCD² スコアが使われています。7点満点で、点数が高いほど脳梗塞を起こしやすく、3点以上の場合には入院して治療を開始すべき、とされています。

▼ ABCD² スコア

リスク因子	スコア（点）
Age（年齢）≧ 60 歳	1
Blood pressure（来院時血圧） 収縮期≧ 140mmHg または 拡張期≧ 90mmHg	1
Clinical features（臨床症状） 片側性脱力 脱力を伴わない構音障害	 2 1
Duration（症状持続時間） ≧ 60 分 10〜59 分	 2 1
Diabetes（糖尿病）あり	1

糖尿病を患った高齢者が、一時的に1時間以上片方の手足の脱力があり来院した際、血圧が高い場合は、すぐに入院して検査や治療を開始しないと脳梗塞になりやすいということがわかる。

評価（TIA後2日以内の脳卒中発症率）	合計スコア（点）
高リスク（8.1%）	6〜7
中等リスク（4.1%）	4〜5
低リスク（1.0%）	0〜3

（Goldstein, LB. et al. Lancet. 369. 283. 2007 より作成, 2009）

新人ナースあるあるメモ

脳梗塞予防のための内服薬を患者さんが勝手にやめてしまった

間違えた！困った！ 直接経口抗凝固薬（DOAC：direct oral anticoagulants）を内服していた患者さんが、歯科受診のために自己中断し、脳梗塞が再発した。

こうすればだいじょうぶ! 脳梗塞は繰り返せば繰り返すほど再発の危険が高まり、さらに重症になる。そのため、再発予防のために抗凝固薬・抗血栓薬などの予防薬を継続することが重要。予防薬の中止に関しては、必ず主治医へ確認しよう。

脳出血

どんな病気?

- 脳の細い血管が破れて脳の中（脳実質内）に出血する病気です。
- 70～90%は高血圧症が原因で、ほかの原因として脳血管の異常（脳動脈瘤、脳動静脈奇形、もやもや病など）、脳腫瘍からの出血、血液の病気、肝臓の病気などがあります。
- 加齢により発生する異常タンパク（アミロイド）が血管に溜まることで血管がもろくなることも、脳出血の原因となります。
- 日本の脳出血の発生頻度は欧米諸国と比べると約 2～3 倍高いといわれています。

▼ 脳出血の外科治療

開頭血腫除去術	従来からの方法で、全身麻酔下に開頭（頭蓋骨を大きく開ける）し、手術用顕微鏡で血腫を取り除く。侵襲も大きくなるが、脳動脈瘤や脳動静脈奇形など高血圧以外が原因の脳内出血に対しても対処しやすい。また、脳の腫れ（脳浮腫）が強い場合は、頭蓋骨を外したままにしておく外減圧術に移行できるメリットがある。
神経内視鏡的血腫除去術	穿頭といって、約 2cm の骨孔から神経内視鏡（脳専用の細い内視鏡）で血腫を吸引する。局所麻酔でも手術ができ、手術時間も短く侵襲も小さいことから、最近では多くの施設で導入されている。内視鏡には硬い硬性鏡と軟らかい軟性鏡があり、それぞれを用いることで、従来の開頭術では除去できなかった脳室内の血腫まで確実に除去できるようになった。

どんな治療をするの?

- 脳出血の治療として、予防だけでなく、急性期の治療においても血圧の管理が重要です。
- 脳出血は発症して 24 時間以内に血腫が 10～30%大きくなります。血腫が大きくなると重い後遺症が出やすいとされています。逆に血圧をしっかり下げることができれば、血腫が大きくなりにくく、予後も良いことが報告されています。

▼ 内視鏡による血腫除去

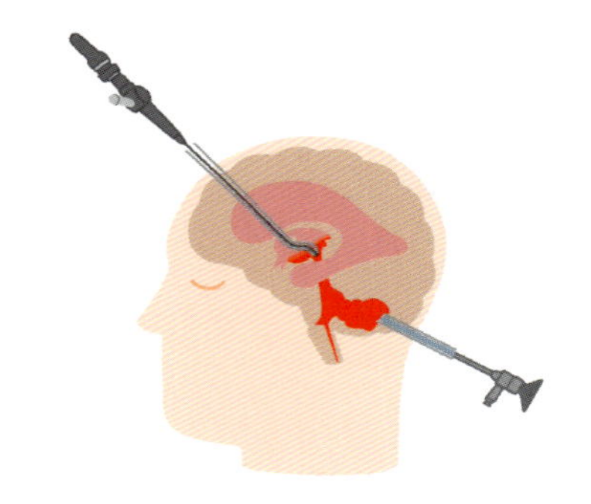

- 止血薬や脳浮腫治療薬を投与しますが、それでも症状が進行したり、血腫が大きくなったりする場合は手術を行います。
- 血腫が小さくても、出血原因によっては手術が必要になります。血腫を除去し、頭蓋内圧を下げることと、出血原因を治療することが目的です。

くも膜下出血

どんな病気?

- 脳を被っているくも膜の下（くも膜下腔）に出血した状態のことです。
- 原因は、脳動脈の一部が膨らんでできた脳動脈瘤の破裂によるものが 85～90%と大部分を占めます。
- 40 歳以降の女性に多く、家系内に脳動脈瘤やくも膜下出血の方がいる場合に起こりやすく、高血圧、タバコ、飲酒も脳動脈瘤破裂の可能性を高くするといわれています。

▼ くも膜下出血と脳出血

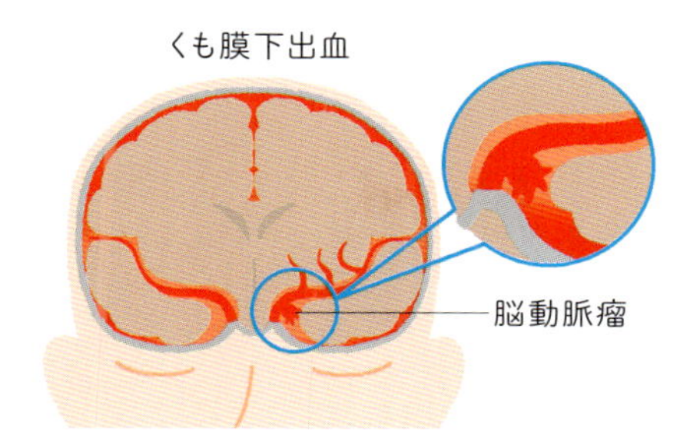

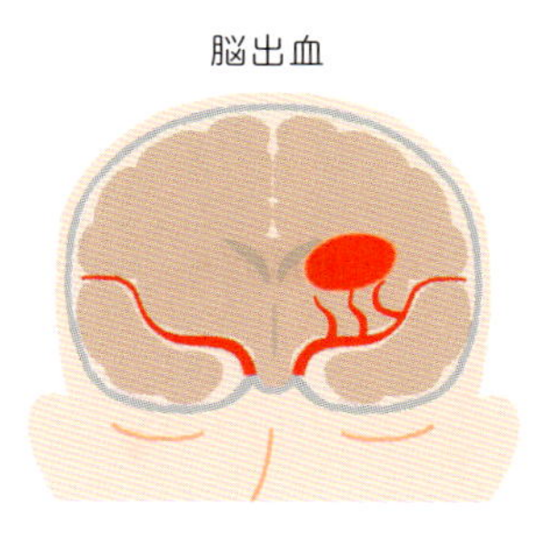

どんな症状?

▼ くも膜下出血の症状

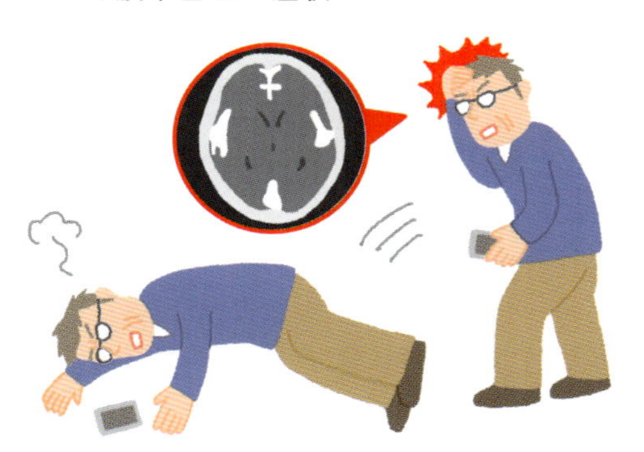

- 典型的な症状は「バットで頭を殴られたような」「頭が割れるような」と表現される、突然の激しい頭痛です。そのほか、意識がもうろうとし、悪心や嘔吐などの頭蓋内圧亢進症状も出現します。
- 診察では、項部硬直(こうぶこうちょく)やケルニッヒ徴候などの髄膜刺激症状(ずいまくしげきしょうじょう)がみられ、動眼神経麻痺も重要な神経症状です。

どうやって診断するの?

- 激しい頭痛のほか、もっとも診断に役立つのはCTやMRIなどの断層写真です。時間が経ったくも膜下出血には、MRIのFLAIR(フレア)画像が有用です。
- 断層写真でもくも膜下出血の診断がむずかしい場合は、背中から細い針を直接刺し(腰椎穿刺(ようついせんし))、血性髄液を確認することで診断することも可能です。
- くも膜下出血の診断がついたら、引き続き出血の原因を確認するために、脳血管撮影やMRA、3D-CTAを行います。破裂脳動脈瘤は前交通動脈、内頚動脈−後交通動脈分岐部、中大脳動脈分岐部に多くみられます。
- 頻度は低いですが、脳動静脈奇形(のうどうじょうみゃくきけい)やもやもや病なども、くも膜下出血の原因になります。

どんな治療をするの?

- 破裂した脳動脈瘤を治療しなければ、まず間違いなく再出血します。再出血は24時間以内に起こすことが多いので、まずは血圧を下げ、鎮静をしながら72時間以内に再破裂・再出血予防の手術を行うことが勧められています。
- 脳動脈瘤が原因であれば、開頭手術によるクリッピング術やトラッピング術、血管内治療の場合はカテーテルによるコイル塞栓術を行います。脳動脈瘤の場所や形でどの治療方法がいいか決定します。

▼ 脳動脈瘤の治療法

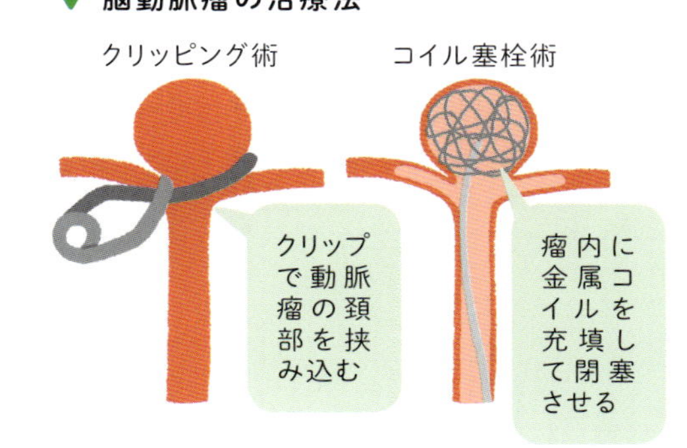

- しかし、患者さんが昏睡状態や、きわめて全身状態の悪いときには、残念ながら手術ができない場合もあります。
- くも膜下出血は再出血を予防できても、その後に起こる合併症を乗り越えないと社会復帰は望めません。くも膜下出血を起こしてから4〜14日目に発生する合併症として、脳血管攣縮（スパズム）があります。この時期に一時的に脳血管が細くなることで、麻痺や言語障害を起こしたり、脳梗塞になったりします。
- ほかにも、水頭症（脳脊髄液の流れが悪くなり、脳室が拡大してくる状態）があります。出血直後に起これば急性水頭症による頭蓋内圧亢進症状が起こり、数週間〜数カ月後に起これば、正常圧水頭症とよばれ、認知機能低下や歩行障害、失禁などの典型的な症状が現れます。
- 急性水頭症には、脳室ドレナージp.47といって脳室に管を差し込んで、脳脊髄液を体外に排出させる緊急手術が必要となります。
- 正常圧水頭症の治療は、脳室 - 腹腔短絡術（V-P シャント術）や腰椎 - 腹腔短絡術（L-P シャント術）p.47が行われ、症状の改善が見込まれます。
- 脳動脈瘤破裂によるくも膜下出血は、診断の遅れが転帰の悪化につながるので、迅速かつ的確な診断と、専門医による治療が必要です。

ケアのポイント

- ✓ **再出血は予後不良となる。再出血を防ぐには血圧管理と適切な鎮痛・鎮静が重要**
- ✓ **発症4〜14日は脳血管攣縮をきたしやすい！脳血管攣縮予防には増悪因子の管理が重要**
- ✓ **発症2週間以降になると正常圧水頭症が出現しやすい！認知機能低下・失禁・歩行障害を見逃さない。家族へ指導していくことも重要**

低血圧、脱水、貧血、低アルブミン血症、低栄養、低ナトリウム血症、発熱、感染症など

なんで？ どうして？

なぜ、脳虚血予防には水分出納管理が重要なの？

血圧低下や脱水は脳血流を低下させ、脳虚血を引き起こす恐れがあります。循環血液量を維持し、脳梗塞の拡大やくも膜下出血後の脳血管攣縮を防ぐには、水分出納管理が重要です。また、心機能が低下している患者さんは、輸液過剰による心負荷にも注意が必要です。

ケアのポイント

- ✓ 脳卒中の急性期治療は、時間との闘い！迅速かつ的確に治療が開始できるように体制を整えよう
- ✓ 脳卒中は、出血の拡大や脳浮腫によって頭蓋内圧が亢進することがある。頭蓋内圧亢進が疑われる場合には、速やかに医師へ報告しよう
- ✓ 脳卒中は血圧管理が重要！血圧低下は虚血のリスク、血圧上昇は出血のリスクがある。そのため、医師の指示を確認し、血圧を厳重に管理しよう
- ✓ 患者さんの障害や残存機能に応じ、身の回りの援助をしよう
- ✓ 機能障害の回復にはリハビリが大切！セラピストと情報を共有し、訓練内容が病棟内での生活に生かされるよう援助しよう
- ✓ 脳卒中は10年で約半数が再発する。再発予防には生活習慣を整えることが大切で、患者さんが取り組めることを一緒に考えよう
- ✓ 障害の程度と家族の介護力を評価し、必要に応じて社会資源の活用・調整を行おう
- ✓ 回復の経過について落胆したり、不安や焦りを感じることもある。障害をもって生きていく患者さんや家族の心理的サポートが必要

メモ

2｜もやもや病

どんな病気？

▼ もやもや病の異常血管

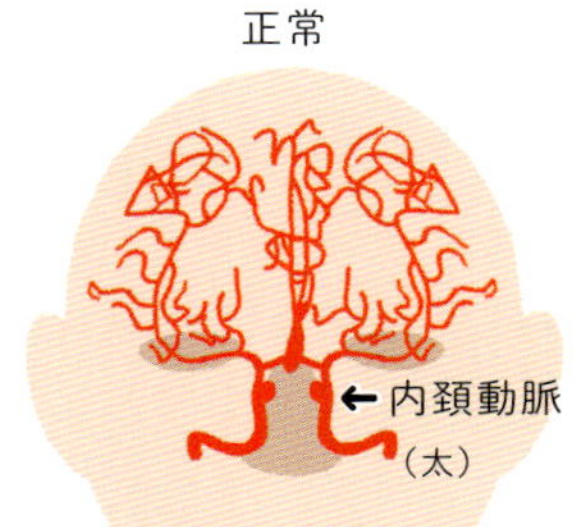

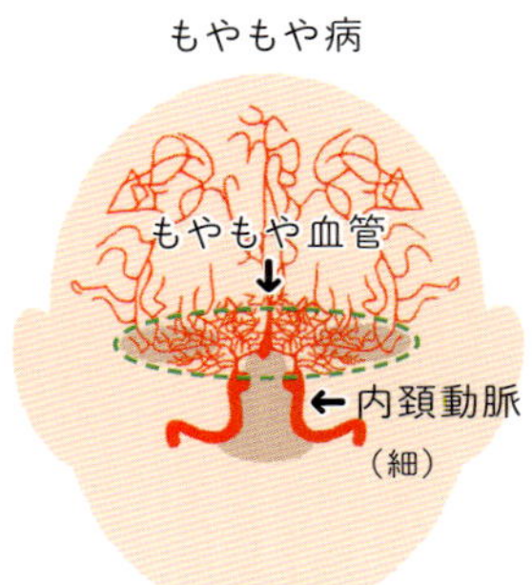

- もやもや病は日本で発見された病気で、小児の脳卒中の原因として知っておく必要があります。
- ウィリス動脈輪とよばれる、脳血管のおもに内頚動脈終末部がだんだん細くなって閉塞していくため、脳血流をなんとか補おうとして、周りの毛細血管が多数拡張してきます。この異常血管がタバコの煙のようにもやもやと見えることから、「もやもや病」と名付けられました。
- 10 歳以下と 40 歳前後の年齢に多くみられ、やや女性に多く、約 10%は家族内発症とされ、遺伝的関与が指摘されています。
- 発症の形式は、おもに虚血型と出血型とに分かれ、小児例は一過性脳虚血発作や脳梗塞など、虚血型がほとんどであるのに対し、成人例はほぼ半数が脳出血で発症します。
- CT や MRI、脳血管撮影などの画像検査に加え、SPECT などの脳血流検査も必要になります。

どんな症状？

▼ もやもや病の症状

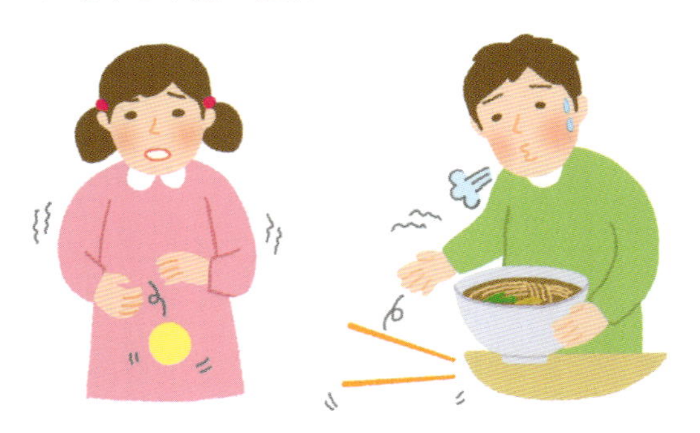

- 小児のもっとも特徴的な症状は、啼泣や笛を吹くなどの過呼吸によって失神や一過性の脱力発作が起こります。
- そのほかにも頭痛やけいれんがあり、精神発達遅延、知能低下や学習障害が前面に現れることもあります。

どんな治療をするの？

- 脳梗塞や TIA で発症した場合、不足する脳血流を補うため、血行再建術が行われます。
- 血行再建術は EDAS（encephalo-duro-arterio-synangiosis）などの間接バイパス術と浅側頭動脈−中大脳動脈吻合術（STA-MCA バイパス術）などの直接バイパス術があり、組み合わせて行うこともあります。
- 脳出血で発症した場合も、急性期は脳出血の治療に準じて行い、慢性期に血行再建術を行うことが効果的とされています。

▼ STA-MCA バイパス術

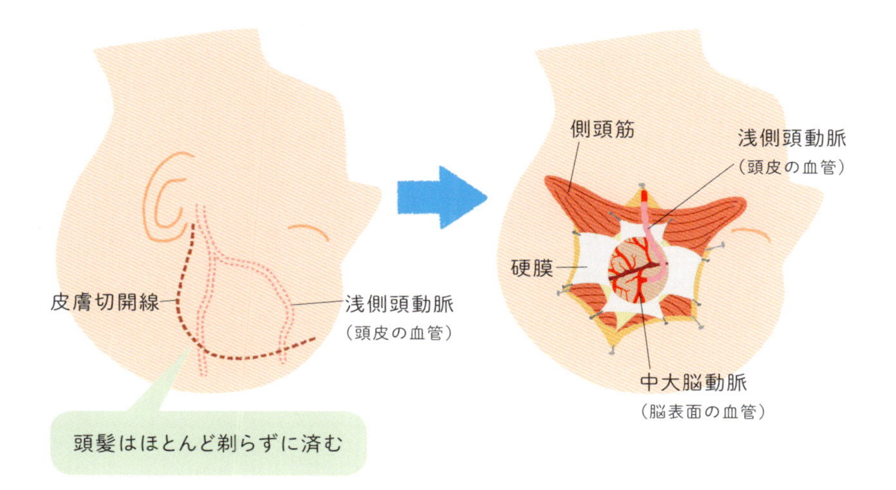

なんで？ どうして？

なぜ過灌流は起こるのか？

重症虚血症例では脳血管は最大限に拡張しており、術後血流が増加してもすぐに順応できず、過灌流を生じることがあります。そのため、術後は虚血症状や過灌流症候群に注意し、血圧の下がりすぎだけでなく、上がりすぎないよう適切にコントロールすることが重要です。
また、過灌流症候群はもやもや病に対する直接バイパス術後だけでなく、後述する頸動脈狭窄症に対する頸動脈内膜剥離術や頸動脈ステント留置術においても知っておくべき重要な術後合併症です。

新人ナースあるあるメモ

間接バイパス術後、すぐに出血や梗塞のリスクが回避されるわけではない

間違えた！ 困った！ 手術後、患者より脱力やしびれの訴えがあったが、術後であり虚血のリスクは低いと考え、報告しなかった。

こうすればだいじょうぶ! 間接バイパス術の場合、直接バイパス術とは異なり、血管が自然に新生されるまで時間を要するため、すぐに血流増加を期待できない。そのため、術後も術前と同様に症状の観察が必要。症状が出現した場合には血圧や水分管理が必要な場合があるので、医師へ報告しよう。
また、直接バイパス術後の場合には、血流が急に増えることによる過灌流（かかんりゅう）症候群によって、脱力やしびれが生じることがあるので、間接バイパス術後同様に医師へ報告をしよう。

ケアのポイント

- 小児の場合は、脳虚血症状が現れることが多い。脱水に注意し、過呼吸の原因となるような動作（楽器の吹奏、啼泣、熱い食べ物を吹き冷ますなど）を避けるよう指導しよう
- 成人の場合は、出血により突然発症することが多い。意識障害や頭痛、運動障害、言語障害などの出現に注意しよう
- 脱水は、虚血発作のみならず合併症の原因になり得る。とくに夏季や、必要水分量の比較的多い小児例では脱水傾向に陥りやすいため、周術期を通じて脱水予防を心がけよう

メモ

3 | 脳動静脈奇形（AVM）

どんな病気？

- 血管には動脈と静脈があり、その間には毛細血管が網目のように形成されています。脳動静脈奇形は、この毛細血管が先天的に欠損しており、脳内で動脈と静脈とが毛細血管を介さずに、直接つながる病気です。
- 圧力が高い動脈血が静脈に流れ込むため、**ナイダス**とよばれる異常な血管の塊を形成します。そのため静脈が蛇行したり、瘤を形成して弱くなった血管が破れて、脳出血やくも膜下出血を起こします。

脳の動脈と静脈が毛細血管を介さずに直接つながり、拡張・蛇行した異常な血管の塊

▼ 脳動静脈奇形

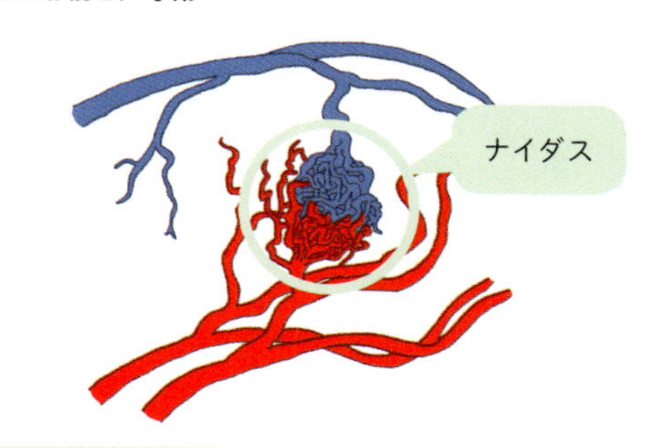

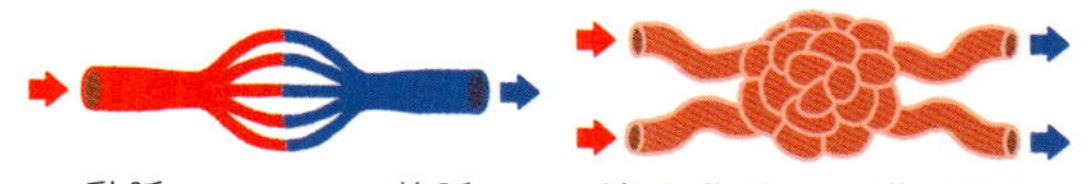

どんな症状？

- ほとんどが無症状ですが、けいれんや脳出血を起こすと頭痛、嘔吐、意識障害などの頭蓋内圧亢進症状や、出血を起こした場所によって言語障害や片麻痺などの神経脱落症状を起こします。

なんで？ どうして？

なぜ AVM でけいれんが起こるのか？

ナイダスに血流が盗られたり、ナイダスからの還流が多くて静脈還流が障害されることで、けいれんが誘発されることがあります。

新人ナースあるあるメモ

「AVM」と「AVF」って似ているけど、どう違うの？

間違えた！困った！ AVM と AVF を混同して、疾患を理解できない。

こうすればだいじょうぶ！ AVM：脳動静脈奇形のことで、ナイダスがみられる先天性に脳血管異常を起こしている疾患。AVF（dural AVF）：硬膜動静脈瘻（こうまくどうじょうみゃくろう）のことで、通常は頭蓋骨と骨の間にある硬膜という部分にでき、後天性の要因が大きいと考えられている疾患。両者とも動脈が毛細血管を介さずに直接静脈系に流れ込んでいる病気だが、AVM の場合はナイダスがあるのに対し、AVF にはナイダスがなく、AVM は脳の内部にできるのに対し、AVF は硬膜（こうまく）（dura）にできる。

どんな治療をするの？

- ナイダスの大きさ、ナイダスの場所、関連する血管の型によってSpetzler-Martin（スペッツラー マーチン）分類で1～5までグレード分けを行い、開頭手術、ガンマナイフなどの定位放射線治療、血管内治療による塞栓術、またはこれらの組み合わせで治療を行います。
- 重症の場合は、残念ながら外科治療ができない場合もあります。

▼ Spetzler-Martin 分類

特徴		点数
大きさ	小（< 3cm）	1
	中（3～6cm）	2
	大（> 6cm）	3
周囲脳の機能的重要性	重要でない（non-eloquent）	0
	重要である（eloquent）	1
導出静脈の型	表在性のみ	0
	深在性	1

大きさ、周囲脳の機能的重要性、導出静脈の型の点数の合計点数をgradeとする。

重症度（grade）
＝（大きさ）＋（機能的重要性）＋（導出静脈の型）
＝（1、2、3）＋（0、1）＋（0、1）

（Spetzler, RF. et al. A proposed grading system for arteriovenous malformations. J Neurosurg. 65, 1986, 476-83）

なんで？ どうして？

「手術でナイダスを摘出したら安心」というわけではない？

大きなAVMでは、ナイダスへの血流が増えた状態になっています。その反面、ナイダスの周りの脳は血流がナイダスに盗られるため、慢性的に血流が足りない（虚血）状態にあります。そのため、できるかぎり血流を保つために、血管を拡張させ続けることで自動調節能p.71を失っています。この自動調節能を失った状態でナイダスを摘出すると、今までナイダスに盗られていた血流が周辺の脳にも流れ、急激な血流変化に対応できず、毛細血管の破綻をきたし、脳浮腫や出血を起こすことがあります。このような現象を正常灌流圧突破（NPPB：normal perfusion pressure breakthrough）といいます。

ケアのポイント

- ✓ 根治するまでは脳出血を起こす危険性がある。血圧の変動に注意し、排便コントロール、過度のいきみは避けるよう注意をうながそう
- ✓ けいれんを起こす可能性があるため、患者や家族へけいれん時の対応について指導しよう
- ✓ 大きなAVMの摘出後は、出血や脳ヘルニアに注意し、異常の徴候を見逃さないようにしよう

4 | 頸動脈狭窄症

どんな病気？

- 動脈硬化（アテローム硬化）によって、頸部動脈の内頸動脈と外頸動脈の分かれ目の血管が狭窄して脳血流が低下したり、頭蓋内に血栓が流れて塞栓の原因となったりして、TIA や脳梗塞の原因となる病気です。
- 近年、日本人の食生活の欧米化により徐々に増えています。
- 狭窄の程度が強くなると、脳梗塞を予防するために外科的治療が必要となります。
- 外科治療には頸動脈内膜剥離術（carotid endarterectomy：CEA）と血管内治療による頸動脈ステント留置術（carotid artery stenting：CAS）があります。いずれも狭窄を改善することで、脳梗塞を予防する目的で行われます。

▼ 頸動脈狭窄症

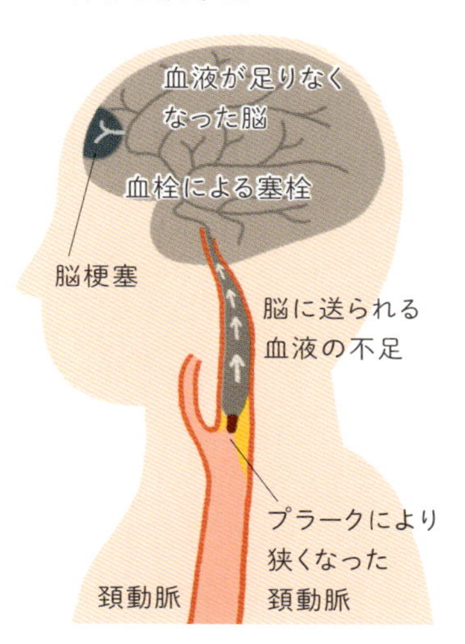

▼ 頸動脈内膜剥離術（CEA）

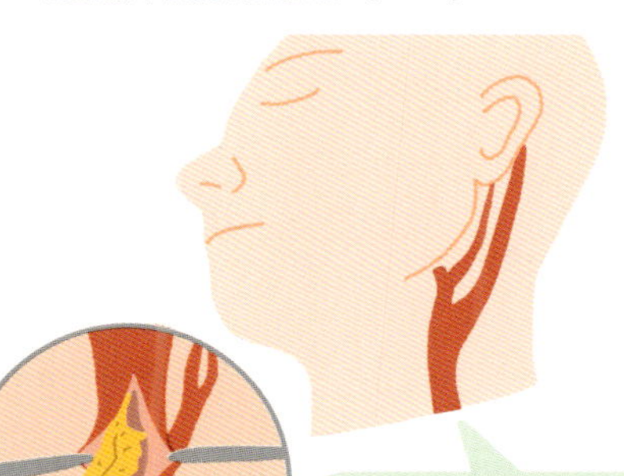

頸部のしわに沿って皮膚を切開し、頸動脈を一時的に遮断して動脈切開を行ったうえで、血管壁に付着したプラークを剥がして摘出する。

▼ 頸動脈ステント留置術（CAS）

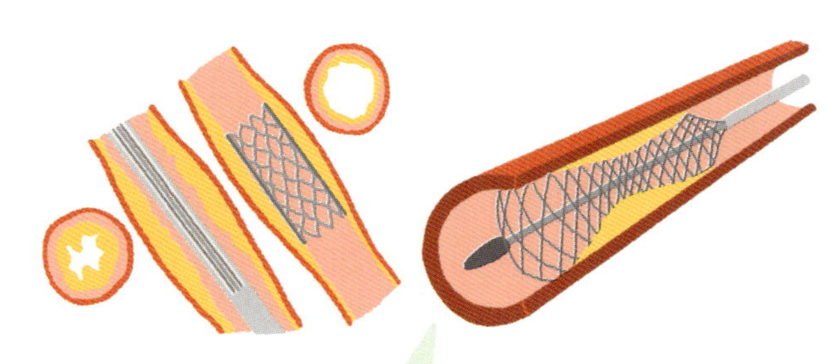

足の付け根の血管（大腿動脈）からカテーテルで「ステント」とよばれる金属性の網状の筒を頸動脈の中に通し、血管の中から狭窄部位を広げる治療。

新人ナースあるあるメモ

一過性脳虚血発作（TIA）を認めた患者に遭遇したときの対応

間違えた！ 困った！ 一過性に片手のしびれと麻痺を訴えたが、症状が消失したため問題ないと思い、すぐには報告しなかった。

こうすればだいじょうぶ！ 一過性脳虚血発作のうち、10～20%は発症後 90 日以内に脳梗塞を発症すると報告され、そのうちの約半数が 2 日以内に発症するとされている。一過性脳虚血発作を認めた場合は、脳梗塞の前兆として早急に治療を開始する必要があり、症状がすぐに消失したとしても、すぐに医師へ報告しよう。

なんで？ どうして？

一過性脳虚血発作と脳梗塞は違う？

一過性脳虚血発作（TIA）とは、脳血流が一時的に低下したときに症状が出現するが、脳梗塞には至らない一過性の現象のことです。脳梗塞とは、脳動脈の狭窄や閉塞により虚血が起こり、脳組織が壊死に陥る疾患のことです。

ケアのポイント

- ✔ TIAに注意し、突然の片眼視力消失（一過性黒内障〈こくないしょう〉）、脱力、片麻痺、しびれ、失語などの症状が出現していないか観察しよう
- ✔ TIAは短時間で症状が消失するため、軽視されがち。初期対応の遅れは患者さんの転帰に影響するため、重症脳梗塞の前兆であり、すぐに知らせてもらうよう十分説明しておこう
- ✔ 頚動脈の狭窄は、血圧低下や脱水による脳血流低下（血行力学的機序〈けっこうりきがくてききじょ〉）によって脳梗塞を起こすことがある。適切な血圧管理と脱水予防を行おう
- ✔ 頚動脈内膜剥離術や頚動脈ステント留置術などの血行再建術後は、急激な血流の増加によって過灌流症候群を生じることがある。血圧が上がりすぎないよう、医師の指示に従い、適切にコントロールしよう
- ✔ 高血圧や糖尿病、脂質異常症など動脈硬化の危険因子を有する人に好発するため、生活習慣の見直しを指導しよう

メモ

5 | 頭部外傷（急性硬膜下血腫、慢性硬膜下血腫）

硬膜の内側で脳の表面に出血が起こることを硬膜下血腫といいます。

急性硬膜下血腫って、どんな病気？

- 急性硬膜下血腫発生の原因は、転落や交通事故など強い打撲によるものがほとんどです。脳表に脳挫傷（ざしょう）が起こり、その部位の血管が損傷されて出血し、短時間で硬膜下に血腫が溜まってきます。
- 高齢者に多くみられ、小児ではまれですが、虐待による頭部外傷では比較的多くみられることが知られています。
- 急性硬膜下血腫は強い外傷で起こることが多いため、脳のダメージも大きく、通常は受傷直後から意識障害が起こります。
- 頭部 CT などで診断がついた場合、血腫が薄い場合は保存的に経過をみますが、厚さが 1cm 以上の大きな血腫の場合は、救急処置室からの呼吸循環管理を続行しながら、緊急手術の準備を行います。手術は大きな開頭で血腫を除去します。

▼ 急性硬膜下血腫

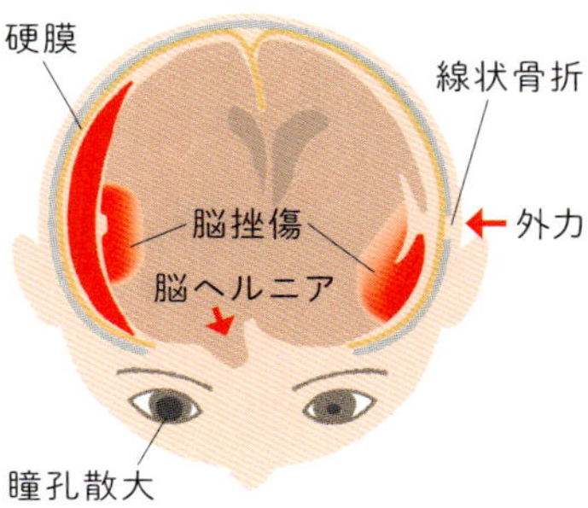

硬膜
線状骨折
脳挫傷
外力
脳ヘルニア
瞳孔散大

新人ナースあるあるメモ

手術後、血腫腔ドレーンの管理・観察をきちんと行おう

間違えた！ 困った！ ドレーンの固定が甘く、落下してしまった！

こうすればだいじょうぶ! 血腫腔ドレーンバッグはベッド上に置くか、ベッドからやや低い位置に固定しよう。ケアを行うときにベッドなどを動かしたり、固定方法がゆるかったりすると、固定は外れてしまうので気を付けよう。ドレーン挿入部と排液バッグの落差が激しいと排出を促進してしまうので、ドレーンバッグの固定を確実にし、ケアの際は落下していないか確認しよう。

また、ドレーンの排液が突然に血性となった場合には出血が疑われるので、患者の状態（意識レベル、血圧、頭痛など）を観察しよう。

なんで？ どうして？

急性硬膜下血腫と慢性硬膜下血腫では、なにが違うの？

急性硬膜下血腫の場合は、外傷などにより受傷直後から意識障害を呈する重症例が多いです。しかし、慢性硬膜下血腫の場合は通常、頭蓋骨の骨折や脳損傷がともなわないことが多く、血腫ができ始めて症状が現れるまでにタイムラグがあります。そのため、入院前の 3 週間～3 カ月ぐらいの間に転んだ形跡がないか確認しましょう。

ケアのポイント

- ✓ 重度の脳損傷をともなう場合は予後不良だが、脳損傷が軽度の場合は、早期に血腫が除去できれば予後は良くなる。受傷から検査・手術搬入まで、無駄なくスムーズに進むようにしよう
- ✓ 頭蓋内圧亢進、脳ヘルニアといった致死的病態を早期に発見することは重要！ 意識レベル、瞳孔所見を確実に観察しよう

慢性硬膜下血腫ってどんな病気？

- 頭部を打撲した後の慢性期（通常1〜2カ月後）に硬膜下に血腫が溜まってきます。
- 通常、脳が萎縮している高齢男性に多くみられますが、多量飲酒者や抗血栓治療中も起こりやすいといわれています。軽い打撲がきっかけとなることが多く、頭痛、精神症状（認知症）、片麻痺（歩行障害）などで発症します。
- 急性硬膜下血腫は硬い血の塊ですが、慢性硬膜下血腫は被膜に包まれており、暗赤色や褐色で、固まらない特殊な血腫です。

▼ 頭部打撲が原因のことも

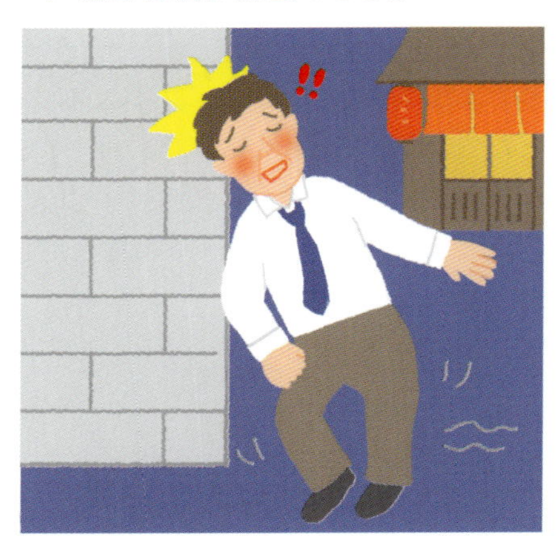

▼ 慢性硬膜下血腫

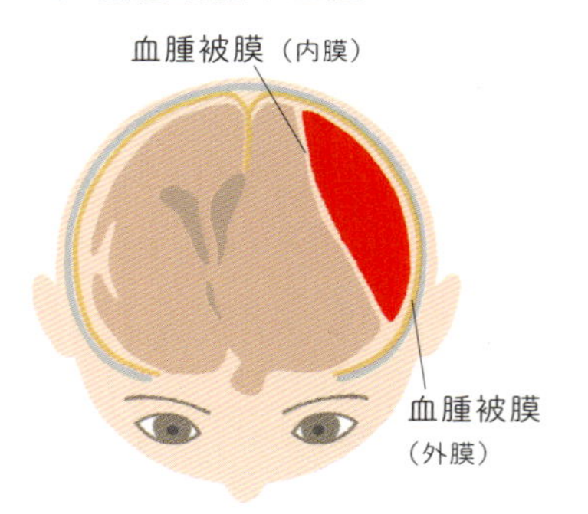

なんで？ どうして？

慢性硬膜下血腫はなぜ再発しやすいの？

慢性硬膜下血腫は、抗凝固薬を内服している人や高齢者に多くみられます。高齢者は脳萎縮もあるため、再発の可能性は高いといわれています。

どんな治療をするの？

- 血腫が小さければ漢方薬（五苓散（ゴレイサン））投与などで様子をみますが、症状が現れたり、血腫による脳の圧迫が強い場合は手術を行います。局所麻酔で穿頭を行い、血腫の内部に細いドレーンチューブを留置して血腫を排出し、血腫浄浄除去術を行います。治療により、認知症や片麻痺などの症状は劇的に治る場合が多く、高齢者でも強く手術を勧める疾患です。

新人ナースあるあるメモ

慢性硬膜下血腫の退院指導

間違えた！ 困った！ 退院指導ってなにをすればいいの？

こうすればだいじょうぶ！ 慢性硬膜下血腫の術後再発率は3〜20%といわれている。患者さんと家族にも再発の可能性を認識してもらい、術後でも再発を疑う症状の出現に注意し、必要に応じ受診してもらうように指導しよう。

ケアのポイント

- 麻痺や見当識障害を認める症例が多いので、転倒・転落のリスクを念頭に置いたケアを行おう
- 保存的加療の場合は、意識障害・麻痺・感覚障害・言語障害などの症状進行を見極めよう
- 発症前に抗血小板薬や抗凝固薬を内服していた場合、内服再開後の再発に注意しよう
- 高齢者の場合、転倒による頭部打撲で再発の可能性があるので、転倒に気を付けるように患者さんと家族に説明しよう

メモ

6 脊椎脊髄疾患

どんな病気?

- 頸椎、胸椎、腰椎、仙椎(せんつい)、尾椎(びつい)から成る脊椎が柱状につながって、脊柱(せきちゅう)といいます。脊柱を構成する１つひとつの骨を椎体(ついたい)といいます。脊柱の中には脊柱管(せきちゅうかん)とよばれる空間があって、その中には脳から連続した脊髄が入っています。
- 脊髄からは、それぞれ左右一対の神経根があり、手足の運動や感覚をつかさどっています。椎体と椎体の間にはクッションの役割を果たす椎間板(ついかんばん)があります。
- 脊椎の病気として、椎間板が後方に飛び出す椎間板ヘルニアや、高齢者が尻もちをついたり、転落したりすることで椎体がつぶれる脊椎圧迫骨折、交通事故による脊髄損傷などがあります。
- また脳の病気と同じように、脊髄にできる腫瘍や脊髄動静脈奇形、脊髄梗塞などの血管障害もあります。

▼ 椎間板ヘルニア

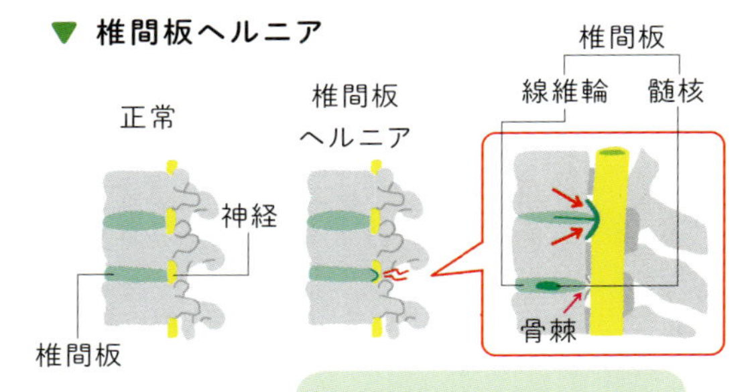

どんな症状?

- それぞれの神経根に対応した手足の運動障害や感覚障害が現れます。
- 頸椎レベルでの脊髄損傷では、意識は保たれたままで、重篤な四肢麻痺や呼吸麻痺を起こします。

▼ 頸部や腰部の症状

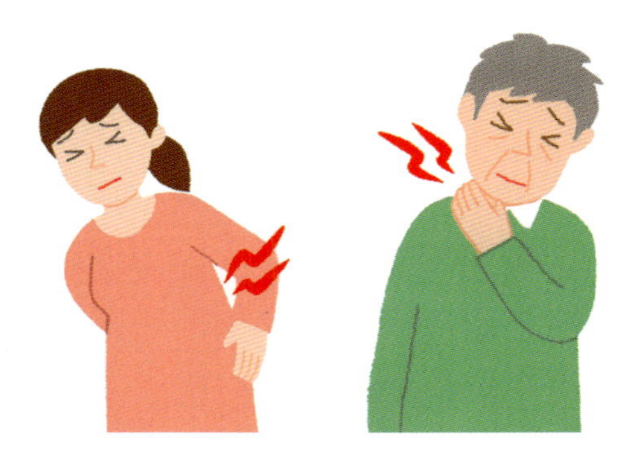

どんな治療をするの?

- 椎間板の摘出や、前方や後方から椎体の固定や形成を行います。脊髄腫瘍、脊髄動静脈奇形などであれば、ほかの脳疾患と同様に摘出したり、血管内治療を行うこともあります。

なんで? どうして?

なぜ、カラー固定が必要なの?

頸部は前屈・後屈、左右の側屈・回旋する部位で、可動範囲が大きい部分です。骨癒合(こつゆごう)が完成するまでの期間、関節の動きを制限する必要があります。加えて、入浴などで装具を外す際は、とくに患部に負担がかからないよう注意しましょう。

新人ナースあるあるメモ

カラー装着方法の誤り

間違えた！ 困った！ カラーを外して頸部清拭をした後、カラーの向きがわからなくなった！

こうすればだいじょうぶ！ 装具の種類によって形や向きが異なるので、装具の位置や向きを確認し、正しい方法で装着しよう。

ケアのポイント

- ✓ 脊髄症状では、圧迫されたレベルによって症状が異なる（運動麻痺や知覚障害、膀胱直腸障害など）。脊髄障害レベルに応じた症状観察をしよう
- ✓ 神経根症では圧迫された神経支配領域の痛み、しびれ、筋力低下が生じるため、患者さんの状態に合わせた援助が必要
- ✓ 脊髄や神経根の圧迫除去・骨癒合を得るため、装具（カラー、コルセット）を使用する。損傷部位や体格によって装具が異なるため、正しい部位に正しく装着することが大切
- ✓ 装具によって皮膚損傷を起こすことがある。皮膚状態の観察やガーゼなどによる除圧、被覆材や保湿剤による保護で、皮膚トラブルを予防しよう
- ✓ 患者さんの状況に応じて術前から装具を装着し、術後のイメージが描けるようにしよう

▼ 脊髄損傷部位と症状

障害部位	症状			
頸髄（C）	呼吸障害（とくにC1～C5）両上肢麻痺、感覚障害	体幹の感覚障害	両下肢麻痺、感覚障害	膀胱直腸障害
胸髄（T）				
腰髄（L）				
仙髄（S）				

7 | てんかん

どんな病気？

▼ 脳波検査

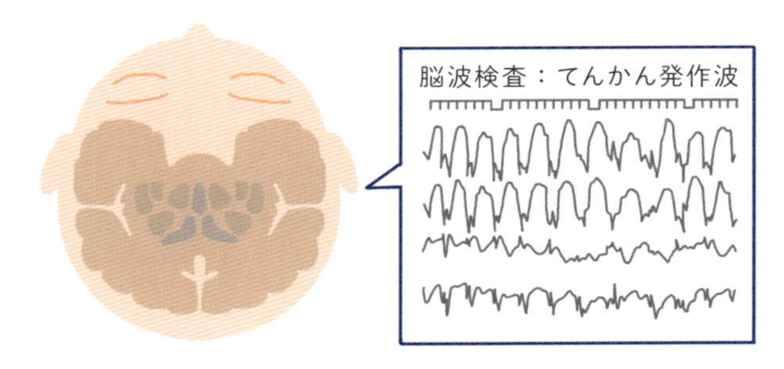

- てんかんとは、脳の神経細胞が突然過剰な活動を起こすことにより、発作が繰り返し起こる病気です。てんかん発作が起こる場合、引き金となる部分を「てんかん焦点」と呼びます。
- 最近はてんかん発作を焦点起始発作、全般起始発作、および起始不明発作の３つに分けて、さらに運動要素をともなう運動発作、ともなわない非運動発作に分けられています。
- てんかん発作時は脳の電気信号が乱れているため、脳波を測定すると棘波とよばれる異常な波が現れ、てんかんの診断に有用です。
- てんかんは症候性てんかんと特発性てんかんに分けられます。
- 症候性てんかんは、脳腫瘍、脳梗塞や脳出血、脳外傷、脳炎など脳のダメージが原因で起こるてんかんです。
- 特発性てんかんは、検査をしてもこれらの異常が見つからず、原因不明とされるてんかんです。生まれたときからてんかんになりやすい傾向をもっていると考えられています。

どんな症状？

▼ けいれん発作

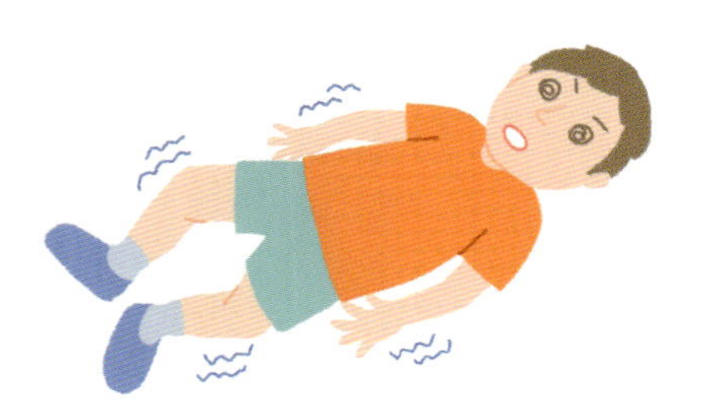

- てんかんの症状は焦点の場所によってさまざまで、いわゆる「けいれん」とよばれる手足をガクガクと一定のリズムで曲げ伸ばしする間代発作や、体が硬く突っ張る強直発作、短時間の意識消失が起こる欠神発作、手足が一瞬ピクッとするミオクロニー発作などがあります。
- 発作は数秒～数分ほど続き、発作後症状が残ることもありますが、回復すると平常通りの生活に戻ることができます。

どんな治療をするの？

- 抗てんかん薬による薬物治療を行います。てんかん発作の型に応じた薬があり、最適な抗てんかん薬の投与を行います。
- なかなか発作が治まらない「難治てんかん」は、抗てんかん薬を何種類も飲んだり、てんかん焦点を切除する手術が必要になることもあります。

なんで？ どうして？

「てんかん」と「けいれん」は違う?

てんかんとは「大脳の神経細胞の過剰な活動によって、反復性の発作が生じる慢性の脳の疾患」を意味する病名であり、けいれんとは「急激に起こる骨格筋の不随意な収縮」という症状を指します。「てんかん」と「けいれん」は同意語ではなく、てんかん発作のなかでも、不随意運動が起こらない発作については、けいれんとはよびません。

新人ナースあるあるメモ

てんかん発作時の対応

間違えた！ 困った！ 患者さんがてんかん発作を起こした際、助けを求めるためにその場を離れてしまった。

こうすればだいじょうぶ! てんかん発作を発見した場合は、症状観察や危険防止のため、その場は離れずナースコールや大声で応援を呼ぼう。意識レベルや呼吸状態を観察し、気道の確保や周囲の危険物を取り除いたり、ベッドからの転落を防止しよう。

ケアのポイント

- てんかん発作が起きたときは、どのような症状が、どの部位から始まり、どのように広がったか、どれくらいの時間続いたかを観察しよう。また、家族にも観察してもらうよう指導しよう
- てんかん発作時は、気道を確保し、吐物などで窒息しないよう側臥位とし、ベッドからの転落・外傷を防ごう。家族にもてんかん発作時の対応について指導が必要
- てんかんの予防として、**てんかん誘発因子**を避けることや、抗てんかん薬の勝手な中断や減薬をしないことを指導しよう
- てんかん発作時の事故を防ぐため、仕事や日常生活では高い場所や危険な場所、溺水の危険性のある場所は避け、車の運転については医師へ相談するよう指導しよう
- けいれんのともなわないてんかんとして、意識障害や意識変容が主体の「非けいれん性てんかん重積（じゅうせき）」がある。遷延する意識障害患者の場合、非けいれん性てんかん重積も念頭に置いておこう

睡眠不足、不規則な生活、ストレス、大量飲酒、光過敏性の場合はテレビゲームやアニメーション視聴など

8 | 水頭症

どんな病気？

- 水頭症とは脳脊髄液の循環障害や吸収障害が起こり、脳室が拡大したもので、小児・成人ともに発生する病気です。
- 脳脊髄液は脳を衝撃から保護し、頭蓋内圧のコントロール、脳の老廃物の排泄、栄養因子やホルモンの運搬などのさまざまな役割があると考えられています。

▼ 脳脊髄液の循環

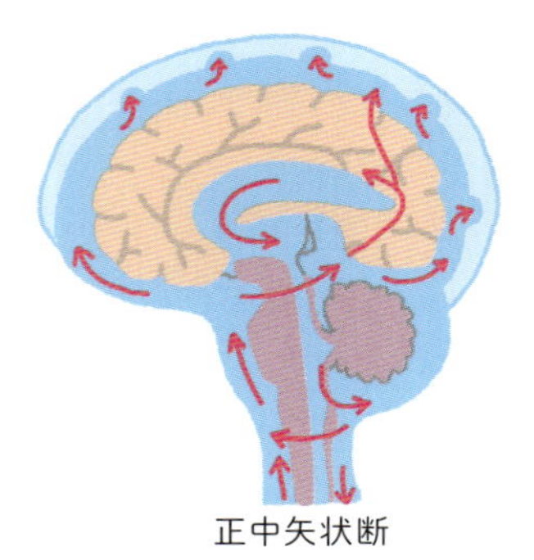
正中矢状断

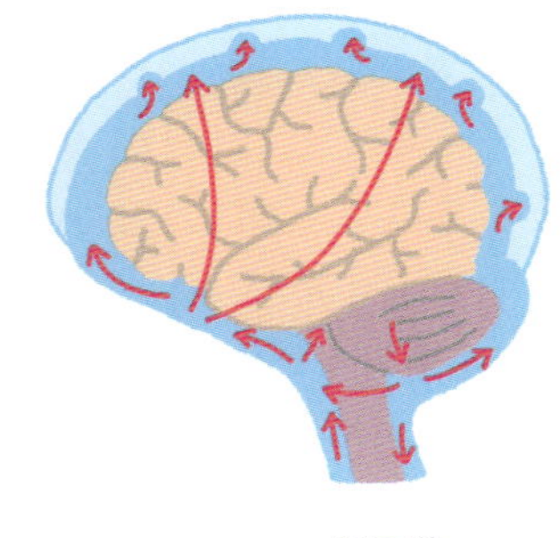
側面像

脳脊髄液は、おもに脳室内の脈絡叢で1日に約500mL産生され、常に循環している。脳脊髄液の循環経路は、側脳室→モンロー孔→第三脳室→中脳水道→第四脳室→マジャンディ孔・ルシュカ孔→くも膜下腔に至り、上矢状静脈洞から突出しているくも膜顆粒で静脈系に吸収される。

- 脳脊髄液は、脳室にある脈絡叢（みゃくらくそう）から産生されて、脳と脊髄の表面を循環し、脳や脊髄実質の毛細血管から吸収されます。この脳脊髄液の循環経路がなんらかの原因で流れが悪くなると、脳室内に髄液が停滞し、脳室が拡大し、脳を圧迫することでさまざまな症状が現れます。
- 水頭症の分類として「非交通性水頭症」と「交通性水頭症」があります。髄液の流れが悪い場合は、「非交通性水頭症」といい、脳表のくも膜下腔での髄液の停滞や生産、吸収に問題がある場合は「交通性水頭症」といいます。
- 非交通性水頭症の原因として、脳腫瘍や脳出血による脳脊髄液の循環経路や脳室の閉塞があります。交通性水頭症の代表的な原因として、くも膜下出血の後に起こる正常圧水頭症があります。

▼ 水頭症（脳室拡大）

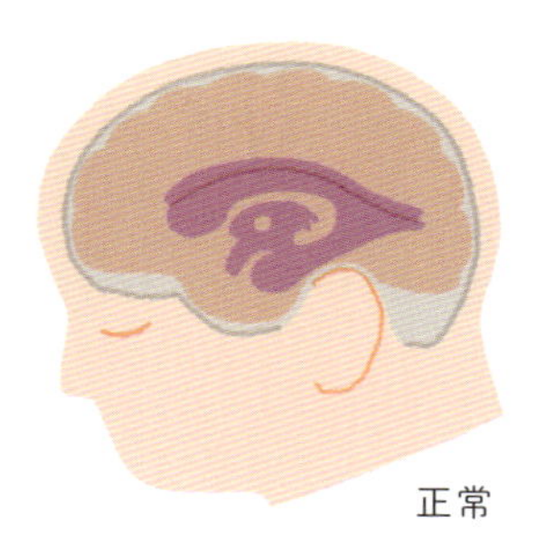
正常

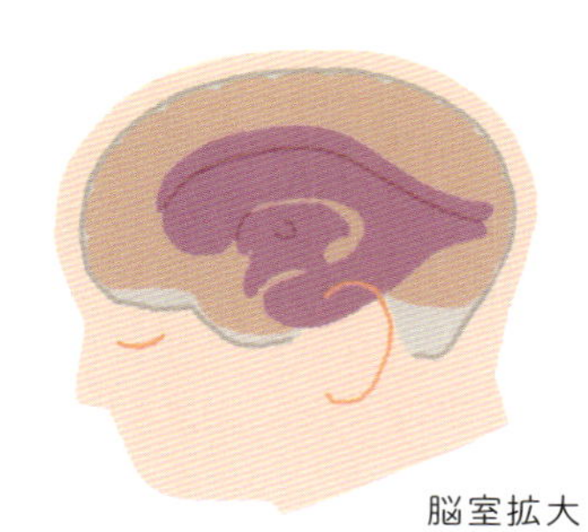
脳室拡大

どんな症状？

- 水頭症の症状は、頭蓋骨の縫合が未完成な新生児や乳児の場合、頭囲拡大、大泉門膨隆（だいせんもんぼうりゅう）、**落陽現象**などがあります。
- 成人では、頭痛・嘔吐・意識障害などの頭蓋内圧亢進症状が現れます。これらの症状は急性増悪することがあるため、注意しなければなりません。

眼球が不随意に下方へ移動し、瞳孔が下眼瞼に一部隠れる現象。太陽が沈むときの光景に似ており、中脳部の機能障害を示し、水頭症や核黄疸でみられる。

どんな治療をするの？

- 拡大した脳室にカテーテルチューブを挿入し、脳脊髄液を一時的に体外に流す脳室ドレナージ術や、脳室からほかの体腔に脳脊髄液を流して頭蓋内圧をコントロールするシャント術を行います。
- シャント術は脳室 - 腹腔短絡術（V-P シャント術）や腰椎 - 腹腔短絡術（L-P シャント術）があります。シャント手術に使うチューブは、体外から流す圧力を調節できるものや、MRI に対応したものなど、さまざまな種類があり、患者さんに合わせて選択します。

▼ 脳室ドレナージ術

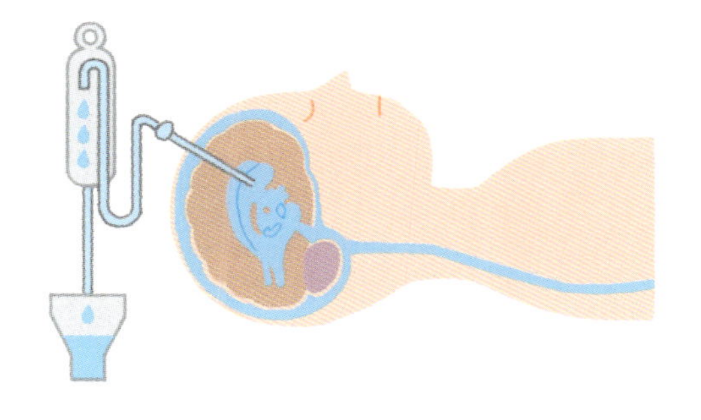

▼ シャント術

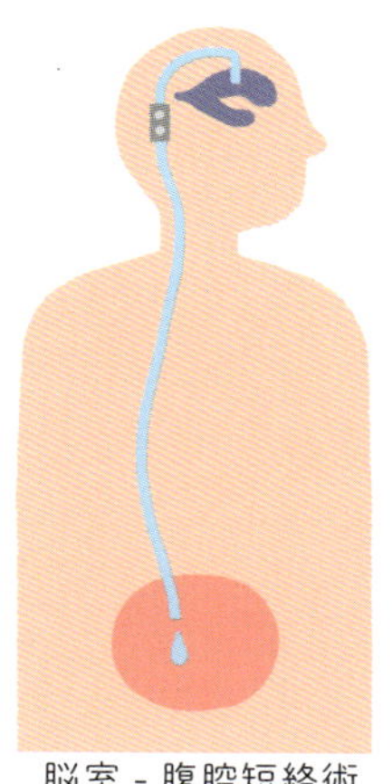

脳室 - 腹腔短絡術

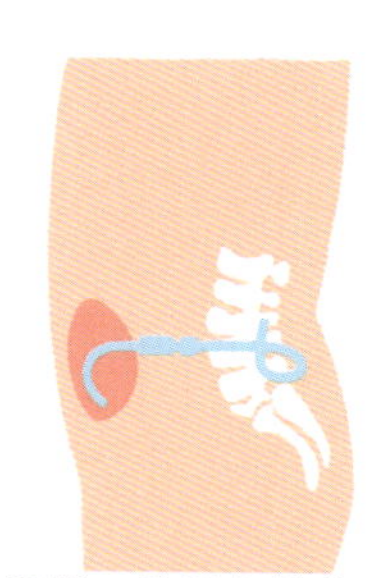

腰椎 - 腹腔短絡術

新人ナースあるあるメモ

シャント術後 MRI 時の対応

間違えた！困った！ MRI 後しばらくして、患者さんの意識レベルが低下した。シャント圧の確認を医師へ依頼していなかった。

こうすればだいじょうぶ！ シャントバルブは圧可変式のものがあり、磁石の力で圧の調整を行う。最近は MRI 対応のシステムもあるが、圧可変式のものは、MRI の磁気の影響で圧が変わっている可能性がある。そのため、圧設定の調整が必要か医師に確認しよう。

なんで？ どうして？

なぜ、くも膜下出血後に水頭症を起こすことがあるの？

くも膜下出血後に発症する水頭症には、急性水頭症と正常圧水頭症があります。
急性水頭症の場合は、くも膜下出血後数時間〜数日以内に、脳底部のくも膜下腔が凝固塊（ぎょうこかい）で埋められているため、髄液の流れが悪くなって起こります。
正常圧水頭症の場合は、くも膜下出血１〜２カ月後に、くも膜下腔に存在する血球成分により髄液を吸収するくも膜顆粒（かりゅう）が障害されることで、吸収障害が起こり発症します。

ケアのポイント

- ✓ 急性水頭症では急激な頭蓋内圧亢進のため、頭痛、悪心・嘔吐、意識障害などの症状が出現する。進行すると脳ヘルニアを起こす恐れがあるため、異常を早期発見するための観察が必要
- ✓ 正常圧水頭症では歩行障害、尿失禁、認知機能の低下がみられる。とくに、くも膜下出血後では発症後１カ月頃から正常圧水頭症を生じるため、症状に注意してもらうよう患者・家族への指導が必要
- ✓ 術後のシャント感染では、術創部だけではなくシャントシステム自体に感染が波及することがある。そのため、創部の状態や血液データの感染徴候に注意し、観察しよう
- ✓ シャントシステムがなんらかの原因により閉塞したり、体重増加や便秘による腹腔内圧の上昇でシャント不全が起こる。水頭症の再発・進行といったシャント不全を思わせるような症状（意識レベルの低下、頭痛、嘔吐）に注意しよう
- ✓ シャント術後には、髄液が過剰に排出されることで低髄圧を起こすことがある。起き上がり動作に随伴する頭痛や悪心に注意しよう

9｜三叉神経痛

どんな病気？

- 三叉（さんさ）神経痛とは、顔に痛みの出る病気です。痛みは突発的で非常に強く、洗顔、化粧、ひげそりなどで痛みが誘発されます。
- 診断には、三叉神経領域の痛みの症状や痛みの起こり方を詳しく聞くことが大切です。
- 原因として、三叉神経が周辺血管で圧迫されていたり、脳腫瘍で起こることがあり、必ずCTやMRIで確認する必要があります。

▼ 三叉神経痛

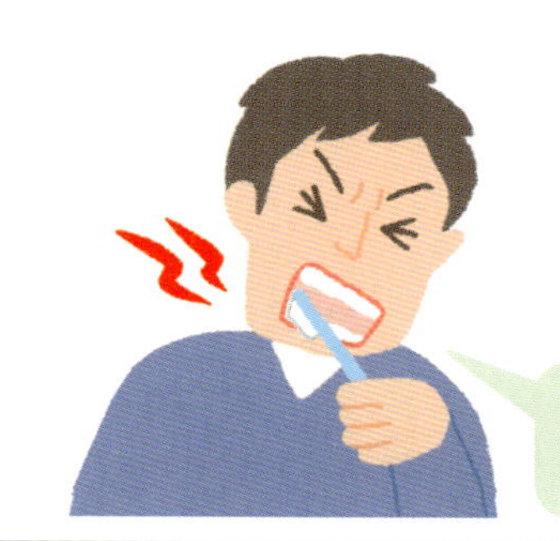

どんな治療をするの？

- 神経の過敏性を抑えるカルバマゼピンの内服が有効です。
- 原因が血管の圧迫によるものであれば、三叉神経から血管の圧迫を外す神経血管減圧術を行ったり、脳腫瘍が原因であれば摘出手術が必要になります。
- 神経ブロックやガンマナイフのような定位放射線治療も有効です。

▼ 神経血管減圧術

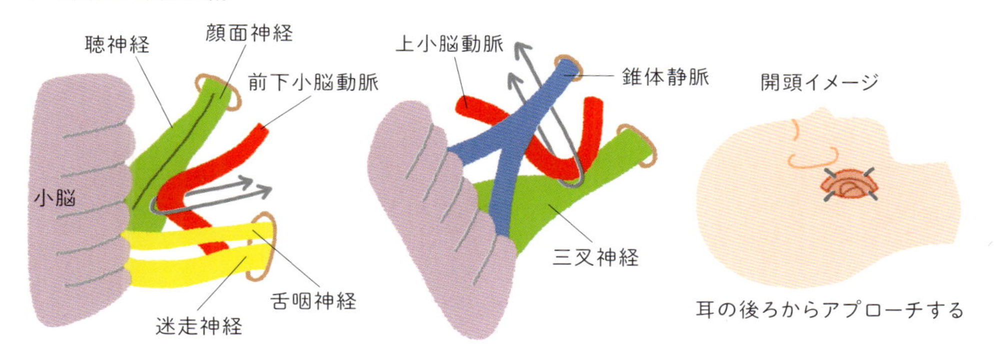

新人ナースあるあるメモ

三叉神経痛の患者さんの食事について

間違えた！ 困った！ 痛みで食事がとれていない患者さんには、どうすればいいの？

こうすればだいじょうぶ！ 痛みのため、食事を十分にとれないことも少なくない。どのような刺激で痛みが誘発されるか患者さんを観察しよう。開口時痛に対しては、小さく切り分ける、咀嚼時痛であれば軟らかい食事にする、冷たい刺激で痛みが誘発されるならば食事の温度に注意しよう。

なんで？ どうして？

三叉神経痛に対する微小血管減圧術後に顔面神経麻痺が出現するのはどうして？

三叉神経は橋から伸びており、顔面神経や聴神経と近接して走行しています。手術操作で、突然末梢性顔面神経麻痺や耳鳴り、難聴をきたすことがありますが、一般的に予後は良好です。患者さんに説明して、無用な心配をかけないようにしましょう。

ケアのポイント

- ✔ ちょっとの動作や刺激（会話・洗顔・食事・歯磨きなど）が痛みを誘発する。患者さんに痛みが生じないように、動作の介助には配慮しよう
- ✔ 三叉神経痛の治療薬として用いられることもあるカルバマゼピンは、副作用によるふらつきが生じるため、転倒・転落に配慮したケアを行おう
- ✔ 痛みのため、食事が十分にとれないことも少なくない。食事量を観察して、栄養管理を行おう

メモ

10 顔面けいれん

どんな病気？

▼ 片側顔面けいれん

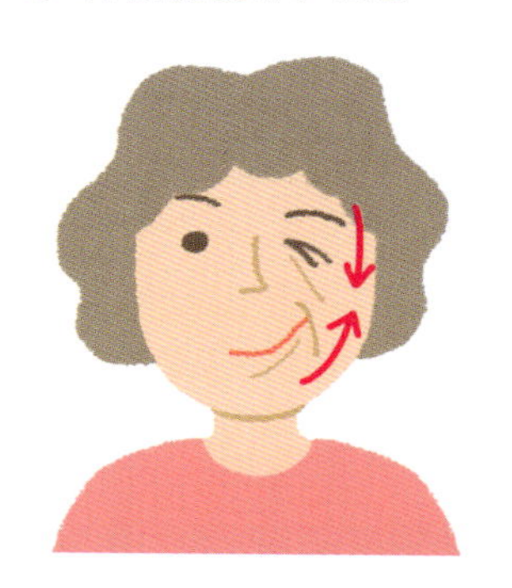

- 顔面けいれんは、片側顔面けいれんともいい、顔の半分が自分の意思とは関係なくピクピクけいれんするものです。中年女性に多く発症し、アメリカではこの病気の人は、人口10万人あたり20人程度ともいわれています。
- 最初は眼の周囲からけいれんが始まり、だんだん口元に広がっていきます。美容上の問題もありますが、症状が進行すると眼が開かなくなることもあり、機械の操作が不自由になったり、交通事故を起こしそうになったりと、日常生活に支障が出てきます。
- 病気自体は生命にかかわるものではありませんが、患者さんが困っている場合には治療を考えます。
- 原因は、脳の深部で血管が顔面神経に接触して圧迫することですが、脳腫瘍や脳動脈瘤、脳血管奇形などが原因で起こることがあり、必ずCTやMRIで確認する必要があります。

どんな治療をするの？

- 手術療法は神経血管減圧術とよばれ、顔面神経を圧迫している血管が神経に強く当たらないように外して移動させます。
- 顔面のけいれんしている部分に対するボツリヌス毒素注射も有効ですが、対症療法であり、定期的に行う必要があります。

なんで？ どうして？

顔面神経麻痺の患者さんにできるリハビリはあるの？

顔面マッサージを行います。ベッドサイドでの実施や自主訓練にも取り入れやすいので、患者さんに方法を説明して、自ら継続して行えるようにサポートしましょう。

新人ナースあるあるメモ

顔面けいれんの術後合併症

間違えた！ 困った！ 顔面けいれん術後に顔面神経麻痺が出現した患者さんに対して、どんなことに気を付ければよいのかわからない。

こうすればだいじょうぶ! 術後合併症として、顔面神経麻痺が生じることがある。顔面神経麻痺を生じると、開口障害が起こって、うまく咀嚼できず、口角から食べ物が落ち、食事がストレスになる。また、味覚障害を併発する場合もあり、十分な栄養が確保できないこともある。食形態の調整や栄養管理について検討しよう。

また完全に閉眼できないことで、目が乾燥しやすくなるため、目の保護や点眼を行おう。

顔貌（がんぼう）の変化が生じ治療が長期に及ぶため、精神的にも身体的にも苦痛を生じる。精神面にも配慮したケアを心がけよう。

ケアのポイント

- 顔面けいれんは患者さんにとってはストレスとなり、入眠障害などを引き起こすことがある。睡眠状態や疲労の有無について確認し、睡眠・休息に対するケアを行おう
- 顔面けいれんは疲労やストレス、不安や人前に出る、話すなどの精神的緊張によって誘発されることがある。患者さんによっては希望の職に就けないなど、社会的・経済的な制約を受けることがあるため、患者さんの生活背景を把握し、精神的フォローが重要
- 神経血管減圧術の術後合併症として、聴力障害や顔面神経麻痺、髄液漏（ずいえきろう）などがある。術後合併症に注意して観察しよう

11 | 脳腫瘍

どんな病気？

- 脳腫瘍とは、頭蓋骨の内側に生じる腫瘍のことです。最初から脳にできる原発性（げんぱつせい）脳腫瘍と、ほかの部位のがんが血流に乗って脳に転移してきた転移性（てんいせい）脳腫瘍とに分けられます。

▼ 脳腫瘍の種類と好発部位

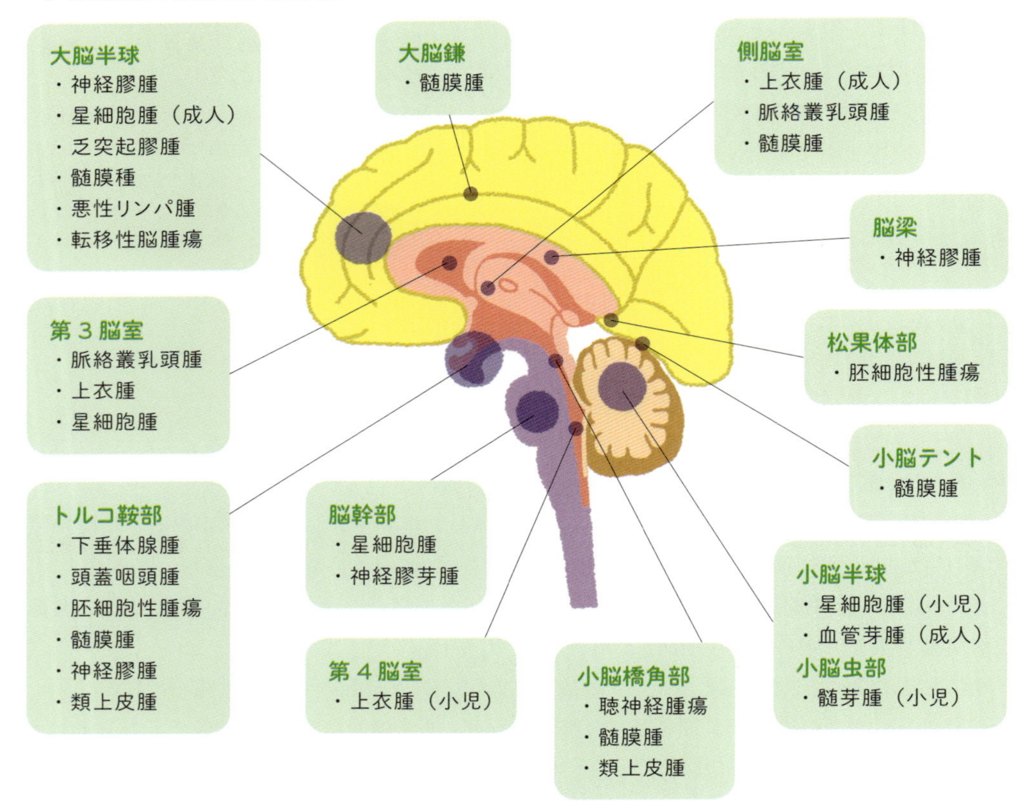

- 原発性脳腫瘍は、脳そのものから発生する腫瘍（脳実質内腫瘍）と、脳を包む膜や脳神経、下垂体（かすいたい）などから発生し、脳を圧迫するように発育する腫瘍（脳実質外腫瘍）に分けられます。
- 脳腫瘍は小児から高齢者まで、さまざまな年代に生じます。
- 原発性脳腫瘍には、良性腫瘍と悪性腫瘍があります。

どんな症状？

- 脳腫瘍はだんだん大きくなってくると頭蓋内圧が上昇してくるので、腫瘍の種類に関係なく共通した症状が現れます。頭痛、嘔吐、目がかすむような視力障害などの頭蓋内圧亢進症状が出たり、早朝頭痛（morning headache）といわれる、朝起床時に強い頭痛を訴える場合は、脳腫瘍を疑います。
- けいれん発作も脳腫瘍の初発症状として重要で、腫瘍が周囲の神経細胞を刺激することによって起こります。成人して初めてけいれん発作が生じたら、脳腫瘍を疑う必要があります。

▼ 早朝頭痛

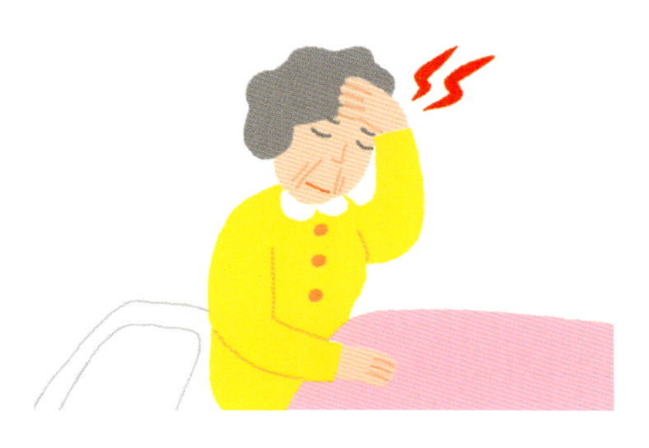

- 下垂体に腫瘍が発生すると、ホルモンの過剰分泌症状（無月経・顔貌や体型の変化など）も出現します。

どんな治療をするの？

- CT や MRI で容易に診断はつきますが、必要に応じて造影剤を用いた検査を行います。また、腫瘍の栄養血管を見るために脳血管撮影を行ったり、PET（ペット）検査や腫瘍マーカーをチェックします。
- 腫瘍画像診断がつけば、開頭手術や放射線治療、化学療法やそれらを組み合わせた治療を選択しますが、最終的な腫瘍の確定診断は病理組織学的検査を行います。
- 髄膜腫（ずいまくしゅ）などでは開頭手術の前に腫瘍を栄養する血管にカテーテルを留置して、そこから塞栓物質を流して栄養血管を閉塞させる治療を併用することもあります。
- 脳下垂体（のうかすいたい）の腫瘍は、鼻孔から内視鏡を用いて摘出する手術が一般的です。
- 脳腫瘍の場合はたとえ良性腫瘍であっても、腫瘍ができた場所によっては重篤な後遺症が出たり、命にかかわることもありますので、十分な術前計画が重要です。

なんで？ どうして？

手術後の放射線治療や化学療法の適応は？

放射線は腫瘍のみならず、生体の正常組織にも影響を与えますが、正常組織よりも感受性が高い腫瘍が適応となります。また、悪性脳腫瘍は放射線治療だけでは腫瘍増大を制御できないので、化学療法が併用して行われます。化学療法は悪性神経膠腫（こうしゅ）・悪性リンパ腫などが適応です。

新人ナースあるあるメモ

脳腫瘍の術後管理

間違えた！ 困った！ 術後合併症では、どんなことに気を付ければいいの？

こうすればだいじょうぶ! 開頭腫瘍摘出術後は、時期によって起こり得る合併症が異なる。術後24時間以内は術後出血、術直後は髄液漏、術後1～3日は脳浮腫、術後1週間はけいれんに注意しよう。

ケアのポイント

- ✔ 腫瘍による浸潤や圧迫によって、脳局所症状や脳神経症状が出現する。症状に応じてセルフケア不足を補う援助をしよう
- ✔ 腫瘍によって、てんかん発作が起こることがある。てんかんの症状（けいれんの部位、持続時間、意識障害の有無）やけいれん後の意識障害、麻痺に対する観察を行おう
- ✔ 腫瘍の増大、腫瘍の周囲の浮腫、腫瘍内出血、脳脊髄液の循環障害による水頭症などで、頭蓋内圧亢進が急激に進行する場合がある。その場合、早急な対応が必要となるため、意識レベルやバイタルサインに注意し、異常を見逃さないようにしよう
- ✔ 頭に腫瘍があると診断された患者さんとその家族は、大きな恐怖心や不安を抱きやすい。患者背景や不安をよく理解し、身体的・精神的に良好な状態で検査や治療が受けられるよう支援しよう
- ✔ 手術だけでなく、放射線治療・化学療法を行う場合は、副作用を理解し、合併症の予防・ケアに努めよう

［野中　将、山田由李子］

4章 脳神経外科のキケンな病態／症状

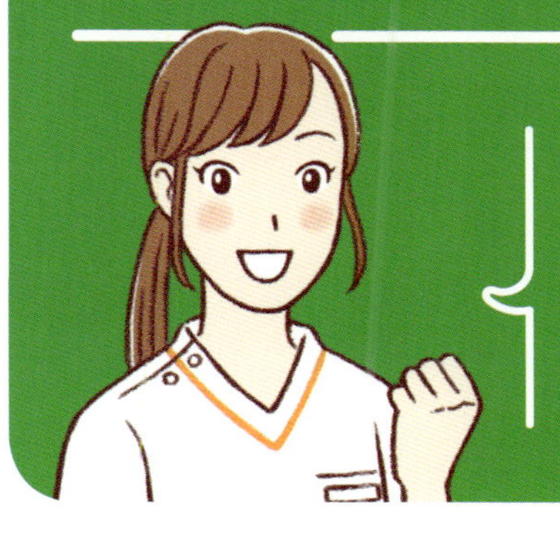

脳神経外科にはすぐに対処をしなければ、命にかかわったり、重大な後遺症を残すキケンな病態があります。そのような病態をいち早く察知し、適切な対応が取れるようにしましょう。

1 | 頭蓋内圧亢進・脳ヘルニア

- 正常頭蓋内腔は脳実質、血管床、髄液腔の3要素で構成されています。
- 頭蓋内という閉鎖空間の中で脳が腫れたり、出血、腫瘍などが生じたりすると頭蓋内圧が亢進します。
- 頭蓋内圧が亢進すると頭痛、嘔吐、視力障害、意識障害などが生じます。また脳灌流圧を保つために血圧が上昇します（**Cushing現象**）。
- 頭蓋内に出血、脳浮腫などが発生し、周囲脳組織を圧排偏位させると、脳は隙間に向かって押し出されます。これを脳ヘルニアと言います。
- 脳ヘルニアにはいくつか種類がありますが、とくに鉤ヘルニア、大後頭孔ヘルニアが重要です。

▼ 正常な状態と頭蓋内圧亢進状態

正常な状態

脳実質　80%　髄液 10%　血液 10%

脳出血による頭蓋内圧亢進状態

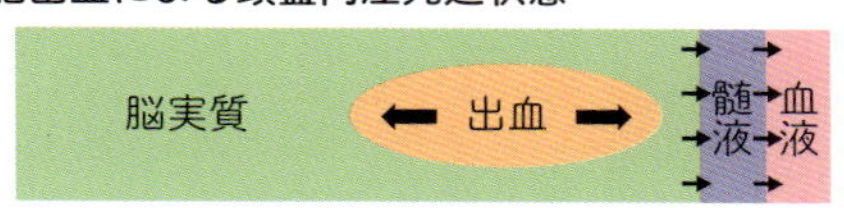

脳灌流圧＝平均動脈圧－頭蓋内圧なので、頭蓋内圧が亢進した状態では、脳灌流圧を保つために平均動脈圧を上昇させる。頭蓋内出血時の血圧上昇はこのような理由で起こる。

- 鉤ヘルニアをきたした場合には、病側の瞳孔が散大し、瞳孔不同を呈します。さらにヘルニアが進むと中脳が不可逆的な損傷をきたし、両側の瞳孔が散大します。瞳孔不同の段階で早期の治療介入を行うことが必要です。
- 大後頭孔ヘルニアをきたした場合には、呼吸障害、循環障害を生じ、死亡することもあります。

なんで？ どうして？

頭蓋内圧が高い人の体位はどうしたらいいの？

頭部を挙上すると、静脈血が心臓に戻りやすくなるため、頭蓋内圧が低下します。30°以上にすると脳灌流圧が低下するため、30°の頭部挙上が適切といわれています。

▼ 脳ヘルニアの種類

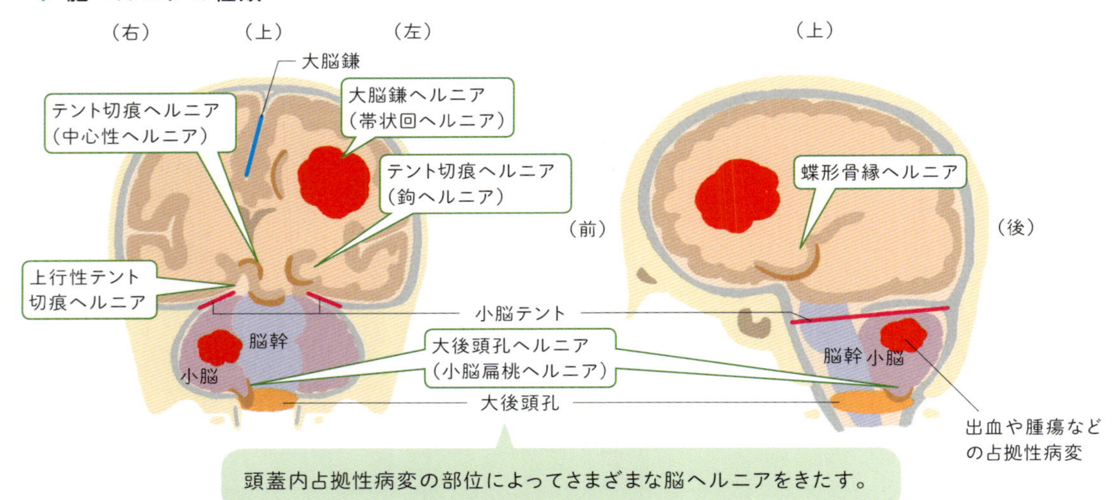

▼ モンロー・ケリーの法則

脳実質＋血液量＋髄液量＋その他＝一定

出血、腫瘍、外傷などによって頭蓋内圧が亢進すると、血液、髄液を減少させることで代償する。

なんで？ どうして？

グリセオール®、D-マンニトールってどんな薬？

浸透圧利尿薬という薬です。脳実質から水分を血管内に引き込み、脳実質の容積を減らすことで頭蓋内圧を低下させます。長期的に使用すると、中止後に脳浮腫が増悪するリバウンド現象を引き起こします。

なんで？ どうして？

どうして瞳孔不同が起こるの？

テント切痕に陥入した側頭葉が動眼神経を圧迫すると、縮瞳ができなくなり、病側の瞳孔が散大します。

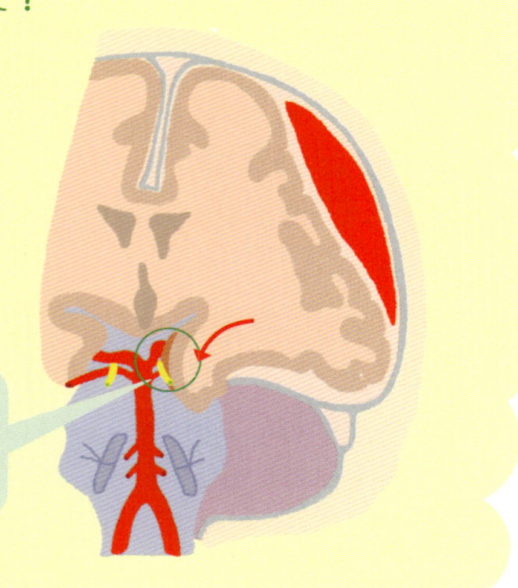

2 | 意識障害（意識レベル低下）

- 意識障害の原因はさまざまで、必ずしも脳卒中などの頭蓋内疾患によるものだけではありません。
- 最初に簡便に検査することができるのは、低血糖です。意識障害の患者さんを見たら、血糖を測定するようにしましょう。
- 瞳孔不同をともなう場合には、頭蓋内に出血などをきたした可能性が高いので、すぐに担当医に連絡しましょう。バイタルを測定し、担当医の到着を待ちましょう。画像検査の前に降圧、鎮静が必要な場合があります。
- 意識障害の評価はJCS（Japan Coma Scale）、GCS（Glasgow Coma Scale）を用いて行います p.64。適切に評価を行い、現在の状態を報告できるようにしておきましょう。

3 | 急激な頭痛（動脈瘤破裂）

- 突然の今まで経験したことのないような強い頭痛は、くも膜下出血を強く疑います。
- くも膜下出血の原因のほとんどは、脳動脈瘤の破裂です。脳動脈瘤を有する患者さんは、脳神経外科病棟に多く入院しています。ごくまれですが、病棟で破裂することがあります。患者さんが動脈瘤を有しているかどうかを確認しておきましょう。
- 急性期くも膜下出血で一番怖いのは、動脈瘤の再破裂です。再破裂をきたした場合には、予後は悪化します。再破裂をきたさないようにすることが大切です。
- 診断はCTで行います。ヨード造影剤を使用した検査（**CTA**、脳血管造影検査）が追加で必要になるため、喘息（ぜんそく）の既往、腎機能、**ビグアナイド系糖尿病薬**などの内服がないかを確認しましょう。
- 動脈瘤の形状、部位、大きさなどにより、再破裂の予防目的で開頭クリッピング術またはコイル塞栓術を行います。

CT Angiographyの略。造影剤を使ったCT検査で、頭部の血管の評価を行う。3Dで再構成した画像を用いて、手術戦略を考える。

ビグアナイド系糖尿病薬を内服中の方にヨード造影剤を使用した場合、重篤な乳酸アシドーシスをきたし、重篤な状態になることがある。糖尿病のある患者さんには注意が必要。

▼ 開頭クリッピング術

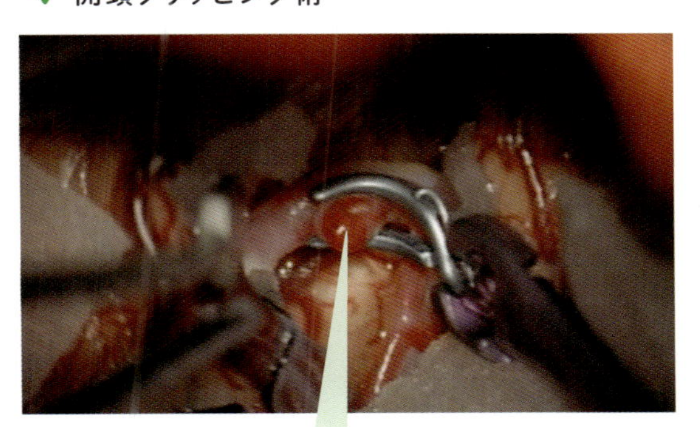

右中大脳動脈瘤。動脈瘤に対してクリップを挿入している。

▼ コイル塞栓術

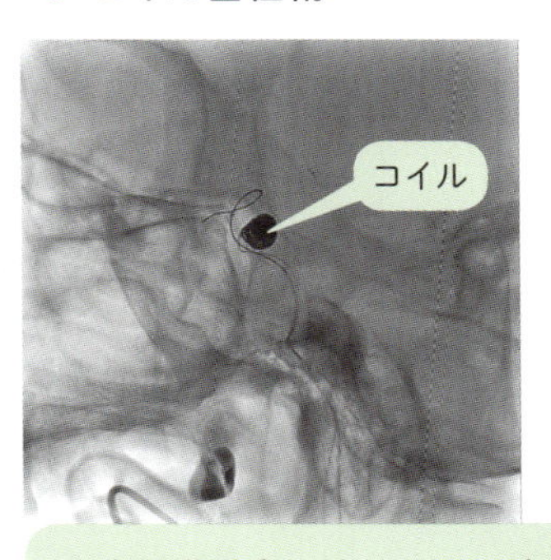

右内頚動脈瘤に対してコイル塞栓術を行っている。黒い塊がコイル塊。コイルを動脈瘤の中に充填することで、血流が動脈瘤内に流入しないようにする。

なんで？ どうして？

動脈瘤が破裂する前の予兆はないの？

予兆のない場合がほとんどです。しかし、なかには切迫破裂といって、破裂前に頭痛が起こる方や形状が変化した動脈瘤が動眼神経を圧迫し、複視（物が二重に見える）などを生じる方がいます。
そのような場合には、緊急で治療が必要です。

なんで？ どうして？

動脈瘤がある人にはどんな注意が必要？

破裂予防のためには、血圧コントロールが重要です。動脈瘤のある患者さんの血圧が高い場合には、担当医へ伝え、降圧薬の開始を検討しましょう。普段の血圧を聴取することも必要です。

ケアのポイント

- ✔ 実際の臨床ではJCS、GCSともに使用されているので、どちらも覚えておく必要がある
- ✔ くも膜下出血を疑う場合、担当医へ連絡し、バイタル測定、適切な降圧、鎮静、鎮痛を行ったうえで、画像検査へ移動させることが必要

メ モ

4 | 脳血管攣縮（スパズム）

- 脳血管攣縮は、くも膜下出血後4〜14日に生じる、脳の血管が細くなる病態です。
- くも膜下出血発症時のくも膜下腔の出血の層の厚さが、発症リスクと関連しているといわれています（**Fisher分類**）。
- くも膜下出血後の患者さんが数日後に麻痺、失語などを生じた場合には、一番に脳血管攣縮を考えます。
- MRI検査を行い、脳血管攣縮の程度と脳梗塞の有無を診断する必要があります。
- 症候性脳血管攣縮には、**ファスジル塩酸塩動注療法**、**経皮的血管形成術**を考慮します。ファスジル塩酸塩動注療法の効果は一時的で、連日の治療が必要になることがあります。

脳血管攣縮発症リスクの分類。くも膜下出血の層の厚さによって、Group1〜4に分かれている。くも膜下出血の層が厚いほど、リスクが高いとされる。一番発症リスクが高いのは、Group3。

ファスジル塩酸塩は血管を拡張し、脳循環を改善させる薬。狭窄部まで進めたマイクロカテーテルからファスジル塩酸塩を投与する治療。

バルーン（風船）を用いて、狭窄した血管を拡張させる。過度に拡張させ血管が破裂すると、くも膜下出血となるため注意が必要。

▼ 脳血管攣縮

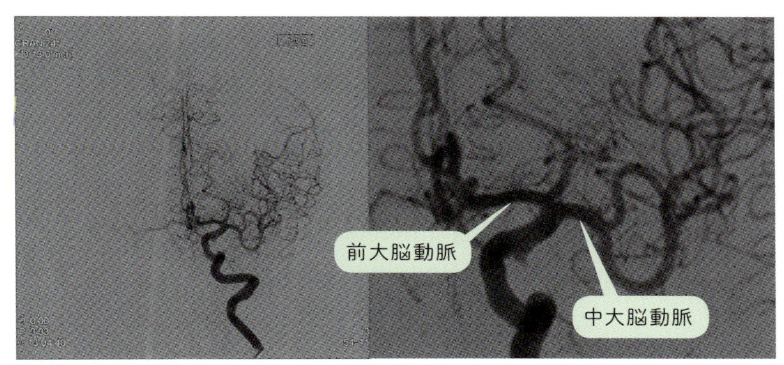

くも膜下出血 発症時

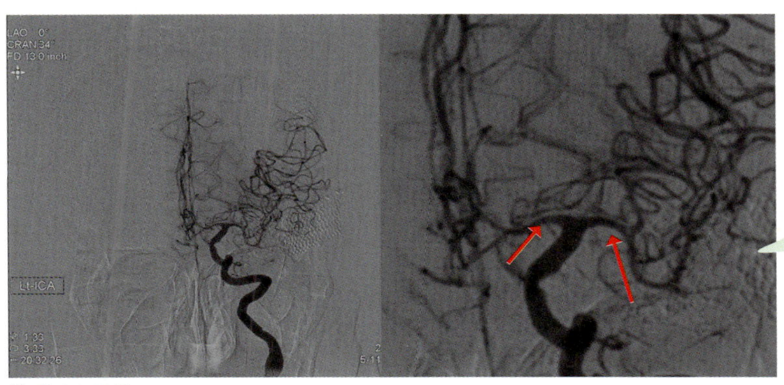

発症11日目

72歳女性、くも膜下出血の症例。発症11日目に失語を生じたため、カテーテル検査、ファスジル塩酸塩動注療法を施行。左内頚動脈撮影を発症時と比較すると、前大脳動脈、中大脳動脈が細くなっていることがわかる。

なんで？ どうして？

発症後14日以降には脳血管攣縮は起こらないの？

発症4～14日がよく起こる時期ですが、14日以降に脳血管攣縮が起こる可能性もあります。発症後14日を過ぎた症例でも、麻痺、失語などをきたした場合には、脳血管攣縮に準じた対応をしましょう。

ケアのポイント

- ✓ 脳血管攣縮を予防する特効薬はない。血管内容量を保つために、脱水にならないように注意する

メモ

5 | けいれん発作

- けいれんとは自分の意思とは関係なく、筋肉が強く収縮する状態のことです。
- けいれん発作はてんかん以外にも、発熱、感染症、電解質異常、薬物、頭蓋内病変などによって引き起こされます。意識障害をともなう場合とともなわない場合があります。
- けいれんが続いている状態をけいれん重積（じゅうせき）といいます。けいれんが続くと脳に対してダメージが加わりますので、一刻も早く停止させる必要があります。担当医へ連絡しましょう。
- 気道確保、酸素投与、静脈路確保を行ったうえで、まずジアゼパムの投与を行います。
- 発作がどうしても止まらない場合には、挿管、人工呼吸器管理を行い、深い鎮静をかけて脳を休ませる必要があります。

部分発作と全般発作

- 脳の一部分が興奮して起こるものを部分発作、脳全体が興奮して起こるものを全般発作といいます。
- 最初は部分発作であったのが、脳全体に興奮が広がると、全身けいれんを起こすことがあります。これを部分発作の二次性全般化といいます。

▼ 部分発作と全般発作

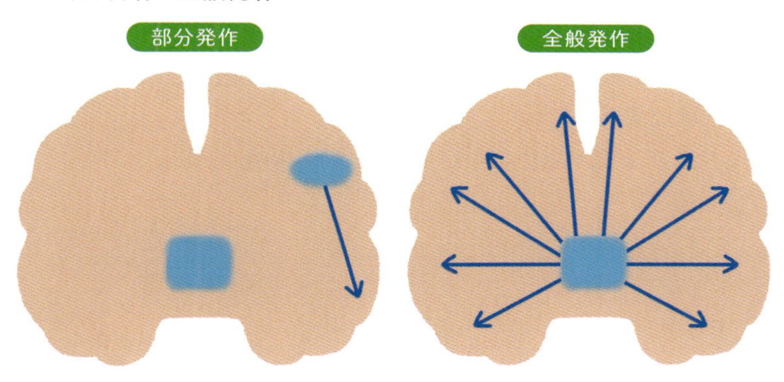

なんで？ どうして？

“てんかん”と“けいれん”の違いは？

てんかんは、てんかん発作を繰り返す脳の病気の名前です。けいれんは自分の意思とは関係なく、筋肉が収縮する状態です。てんかん発作のなかには、けいれんをともなわないものも存在します。

［堀尾欣伸、岩朝光利］

5章 脳神経外科の必須アセスメント・ケア

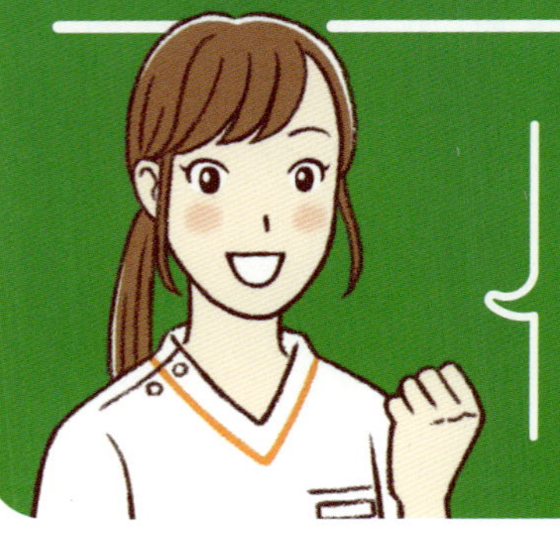

脳神経外科病棟の患者さんを知るためには、まずフィジカルアセスメントからはじめます。ここでは、意識レベルの評価、瞳孔・眼球運動、呼吸・脈拍・血圧、運動麻痺のアセスメントについて解説します。

1 | 意識レベル

脳神経外科病棟におけるフィジカルアセスメントの目的は、生命にかかわる緊急度を判定し、障害されている病態を把握（重症度を判定）することにより、的確な判断、迅速な対応につなげることです。

意識とは?

- 意識とは、周囲の環境と自己を認識している状態です。
- 意識のある状態とは、以下の 4 項目を満たしている状態といえます。

①目を覚ましている
②視覚・聴覚・知覚・運動などの外部からの刺激に反応する
③それを正しく判断して反応する
④その行動を覚えている

意識のしくみ

- 意識は、脳幹にある脳幹網様体賦活系（のうかんもうようたいふかつけい）と視床、大脳皮質によって維持されています。
- 意識は、意識レベル（覚醒度、量的意識）と認識内容（思考、判断、記憶などの質的意識）の 2 つの要素があります。
- 脳幹網様体とは、目や耳・鼻・手足などから入った視覚・聴覚・嗅覚・温度覚などの感覚刺激の情報が集まった場所です。意識レベル（覚醒度、量的意識）に影響します。

▼ 脳幹網様体賦活系

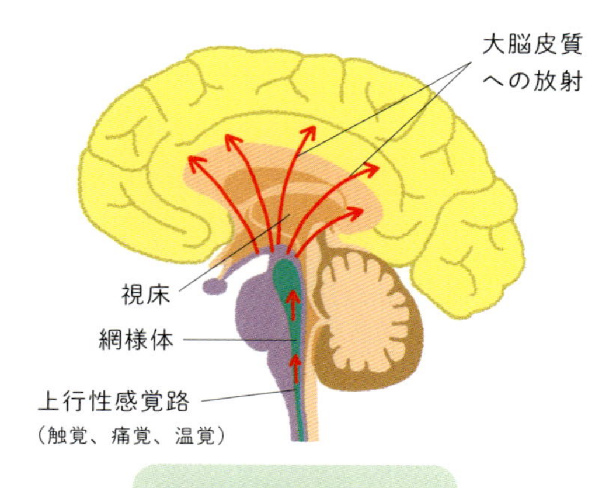

覚醒を維持する
外からの五感刺激
重要な情報以外は遮断

- 脳幹網様体に集まった情報を視床を経て大脳皮質に伝達することにより、覚醒を引き起こします。認識内容（質的意識）に影響します。つまり、意識をつかさどる、脳幹網様体賦活系～視床～大脳皮質までの経路のどこかが障害されると、“意識がある”といえない状態になり得るのです。

意識の覚醒度

- 昏睡（こんすい）：自発運動がまったくみられない状態です。
- 半昏睡：強い痛み刺激にのみ顔や手足が反応します。
- 昏迷（こんめい）：強い刺激によってのみ覚醒し、刺激がなくなるとただちに睡眠状態になります。
- 傾眠（けいみん）：軽い刺激を与えると覚醒するが、刺激がなくなると睡眠状態になります。

▼ 意識の覚醒度（Mayo Clinic（メイヨー クリニック）分類、1964）

深昏睡	Deep coma
半昏睡	Semi coma
昏迷	Stupor
傾眠	Som nolence
混乱	Confusion

意識の変容

- せん妄：軽度～中等度の意識レベルの低下に加え、興奮をともなう錯覚、幻覚、妄想などの感覚が出現します。睡眠・覚醒のリズムも障害されます。
- もうろう状態：意識が狭くなり、周囲の状況を適切に認知して全体的な判断を下す能力が低下している状態です。

JCS、GCS

- 意識レベルを評価する方法として、日本で開発されたJCS（Japan Coma Scale（ジャパン コーマ スケール））とイギリスで開発されたGCS（Glasgow Coma Scale（グラスゴー コーマ スケール））があります。
- JCSのメリットは、覚醒の度合いにより単純尺度方式で表されることであり、デメリットは評価する人の主観が入りやすく、急性期の細かい変化には不向きです。
- GCSのメリットは、得られた結果をそのまま評価し主観が入りにくいこと、世界共通の指標のため国際比較ができることであり、デメリットは気管挿管や失語症の場合に評価できないことです。

JCS（Japan Coma Scale）

- 覚醒の状態を開眼の程度から評価する方法です。
- 点数が高いほうがより重症となります。

GCS（Glasgow Coma Scale）

- 開眼の有無（4段階）、言語による最良の応答（5段階）、運動による最良の応答（6段階）の3項目を別々に評価し、合計3～15点で表現する評価法です。
- 15点は意識清明であり、点数が低いほど状態が悪いことを意味します。

▼ JCS（Japan Coma Scale）

Ⅰ. 覚醒している（1桁の点数で表現）	
0	意識清明
Ⅰ-1	見当識は保たれているが意識清明ではない
Ⅰ-2	見当識障害がある
Ⅰ-3	自分の名前・生年月日が言えない
Ⅱ. 刺激に応じて一時的に覚醒する（2桁の点数で表現）	
Ⅱ-10	普通の呼びかけで開眼する
Ⅱ-20	大声で呼びかけたり、強く揺するなどで開眼する
Ⅱ-30	痛み刺激を加えつつ、呼びかけを続けるとかろうじて開眼する
Ⅲ. 刺激しても覚醒しない（3桁の点数で表現）	
Ⅲ-100	痛みに対して払いのけるなどの動作をする
Ⅲ-200	痛み刺激で手足を動かしたり、顔をしかめたりする
Ⅲ-300	痛み刺激に対し全く反応しない

R（不穏）・I（糞便失禁）・A（自発性喪失）がある場合、JCS Ⅲ-200-I などと表す。

▼ GCS（Glasgow Coma Scale）

開眼機能（Eye opening）「E」	
4点	自発的に、または普通の呼びかけで開眼
3点	強く呼びかけると開眼
2点	痛み刺激で開眼
1点	痛み刺激でも開眼しない
最良言語反応（Best Verbal response）「V」	
5点	見当識が保たれている
4点	会話は成立するが見当識が混乱
3点	発語はみられるが会話は成立しない
2点	意味のない発声
1点	発話みられず

*挿管などで発声ができない場合は「T」と表記。扱いは1点と同等である。

最良運動反応（Best Motor response）「M」	
6点	命令に従って四肢を動かす
5点	痛み刺激に対して手で払いのける
4点	指への痛み刺激に対して四肢を引っ込める
3点	痛み刺激に対して緩徐な屈曲運動（除皮質姿勢）
2点	痛み刺激に対して緩徐な伸展運動（除脳姿勢）
1点	運動みられず

新人ナースあるあるメモ

片麻痺がある患者さんのGCSはどう評価するの？

間違えた！困った！ GCSのMを評価すると、麻痺側は1、健側は6になった。どちらが正しいのかわからない。

こうすればだいじょうぶ！ GCSは最良な運動を評価するため、健側の6で評価する。“運動”の能力ではなく“意識”を評価しているので、健側で指示に応じることができればよい。

GCSにおけるM・Vの覚え方

- 運動と言語の評価について、初めて行う人にとってはすこしむずかしく感じることがあります。そこで、**からだの動きと評価の点数を照らし合わせた覚え方**がありますのでご紹介します。

▼ GCS の覚え方

■ M の体操（motor response：運動機能）

M1

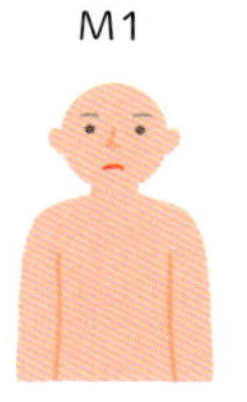

反応なし

M2

伸展反応
（除脳硬直）

M3

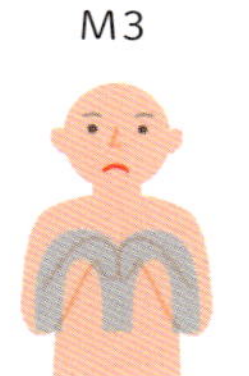

病的屈曲
（除皮質硬直）

M4

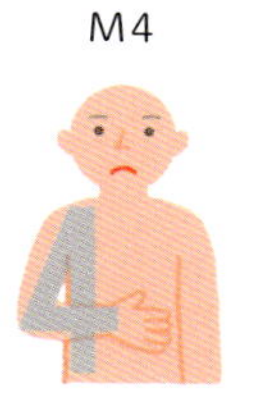

痛みによる
手の屈曲
（肘がひらく）

M5

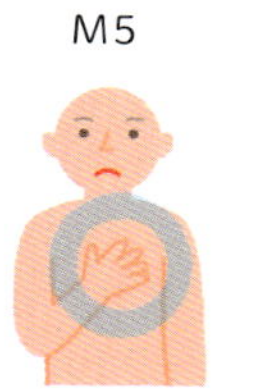

痛み刺激部位
の認識

M6

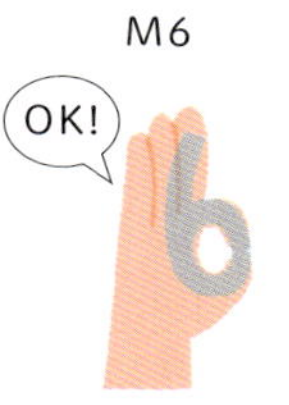

指示に従う

■ V の体操（verbal response：言語機能）

V1

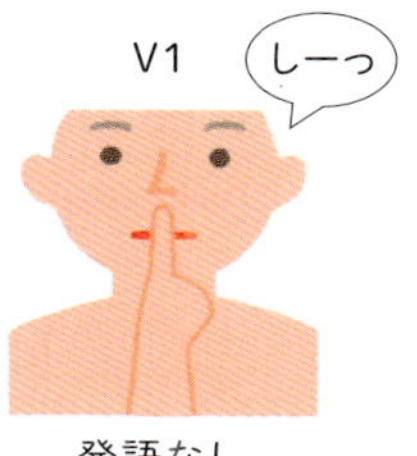

発語なし

V2

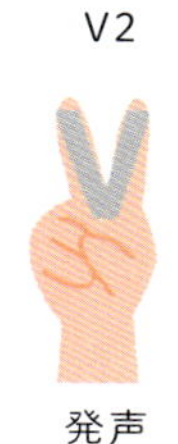

発声
（voice）のみ

V3

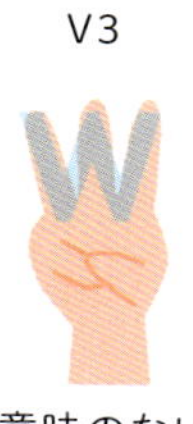

意味のない
単語（word）

V4 / V5

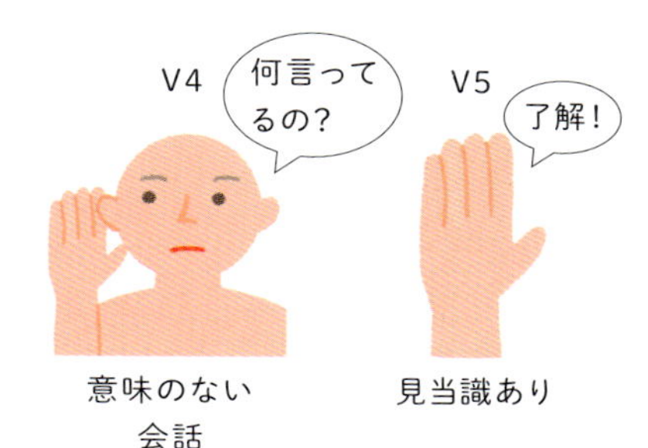

V4：意味のない
会話

V5：見当識あり

（アジミ体操：安心院康彦ら考案，一部改変）

メ モ

なんで？ どうして？

意識障害があるということは、必ず頭蓋内に病変があるということ？

必ずしも頭蓋内に病変があるとは限りません。頭蓋内に原因がある器質的脳障害と、それ以外の脳機能の障害に分けられます。意識障害の鑑別疾患の覚え方として、スペルの頭文字をとった「AIUEOTIPS（アイウエオチップス）」があります。

▼ AIUEOTIPS

A	Alcohol	アルコール
I	Insulin（hypo/hyper-glycemia）	低 / 高血糖
U	Uremia	尿毒症
E	Encephalopathy（hypertensive, hepatic） Endocrinopathy（adrenal, thyroid） Electrolytes（hypo/hyper-Na, K, Ca, Mg）	高血圧性脳症、肝性脳症 内分泌疾患 （甲状腺、副腎、下垂体、副甲状腺） 電解質異常
O	Overdose Oxygen（hypoxia, CO intoxication）	薬物中毒 低酸素、一酸化炭素中毒
T	Trauma Temperature（hypo/hyper）	外傷 低 / 高体温
I	Infection	感染症（中枢性感染、肺血症、肺炎、尿路感染）
P	Psychiatric Porphyria	精神疾患 ポルフィリン症
S	Syncope/Seizure Shock Stroke	失神 / てんかん ショック 脳血管障害

ケアのポイント

- ✓ 意識レベルは、JCS や GCS を活用し評価する
- ✓ 意識レベルの低下は頭蓋内病変以外のこともあるため、全身状態を観察して見極めることが大事である
- ✓ 意識レベルの低下を認めた場合は、医師へ報告を行う

2 | 瞳孔、眼球運動

瞳孔

- 瞳孔の大きさは、交感神経と、動眼(どうがん)神経の線維である副交感神経との二重支配により決まります。交感神経の高位中枢は視床下部にあり、胸髄まで下降し、瞳孔散大(さんだい)筋につながります。
- 副交感神経は中脳から瞳孔括約(かつやく)筋につながります。
- 瞳孔の大きさは、2.5〜4.0mm を正常径とし、2.0mm 以下を縮瞳、5.0mm 以上を散瞳、左右差が 0.5mm 以上あることを瞳孔不同といいます。1.0mm 以下をピンホールといいます。
- 周囲の明るさに影響することがあります。

▼ 瞳孔

	正常径	2.5〜4mm
縮小	縮瞳	2mm 以下
散大	散瞳	5mm 以上
	瞳孔不同	瞳孔の大きさに 0.5mm 以上の左右差がある
	位置異常（共同偏視）	

対光反射

- 対光反射とは、網膜に光の刺激を与えることにより、瞳孔が収縮することです。
- 光を当てた側の瞳孔が収縮する直接反射と、反対側の瞳孔が収縮する間接反射の両方を観察します。正常では両方の反射を認めます。
- 視神経障害の場合は、光が当たったことを認識できないため、患側の眼に光を当てると患側の直接反射・間接反射ともに消失します。しかし、健側の眼に光を当てた場合は直接反射・間接反射ともに認めます。
- 動眼神経障害の場合は、光が当たったことは認識していますが、縮瞳ができないため、患側の眼に光を当てると直接反射は消失し、間接反射は正常に反応します。また、健側の眼に光を当てると直接反射は認めますが、間接反射は消失します。

▼ 対光反射のみかた

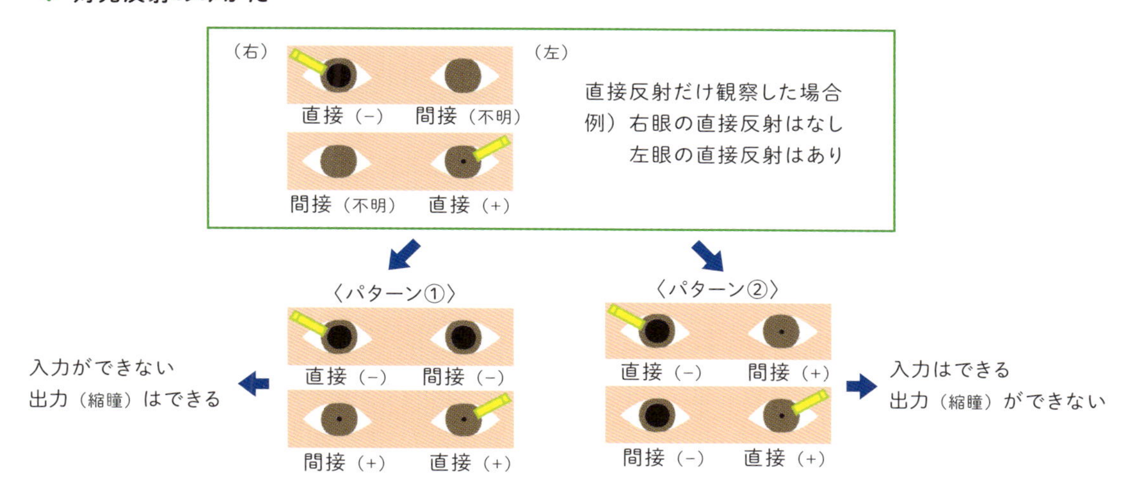

対光反射のみかた

- ペンライトの光を瞳孔に入れて、瞳孔の縮瞳を見ます。いきなり瞳孔に光を入れず、眼の外側から内側へ少しずつ照射をずらします。

眼球運動

- 眼球運動に関与する脳神経は、第Ⅲ（動眼神経）・第Ⅳ（滑車神経）・第Ⅵ（外転神経）脳神経になります。
- 眼球は6つの筋肉（外眼筋）と3つの脳神経（動眼神経、滑車神経、外転神経）に支配されて動いています。

▼ 外眼筋と眼球運動に関与する眼神経

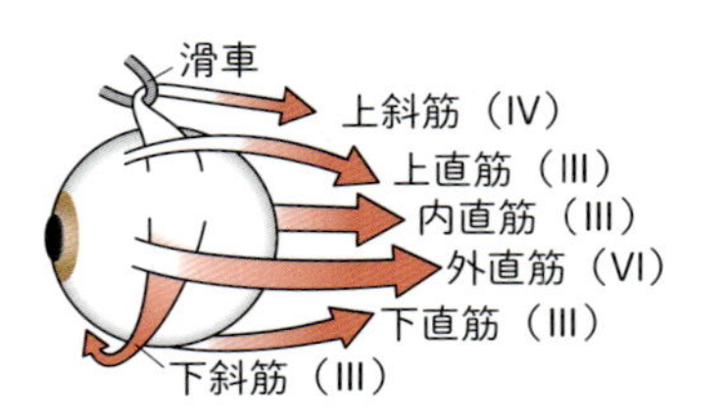

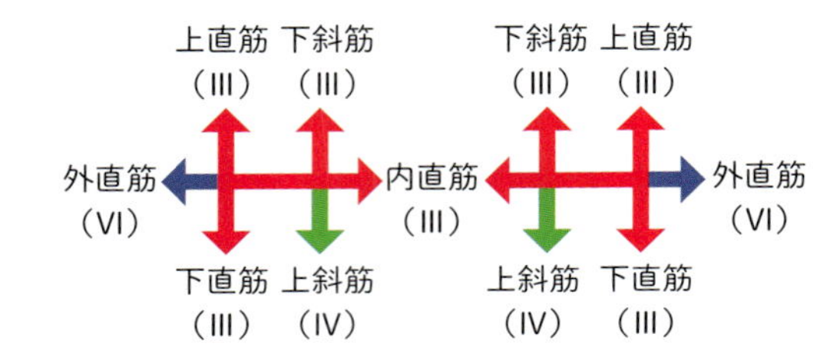

眼球運動の検査

- 患者さんの前方50cmの位置に自分の示指やペンを出し、それを眼だけで追うように説明し、ゆっくり動かします。
- まず上下左右の4方向を観察し、異常があれば9方向（正面・上方・下方・右方・左方・右上方・右下方・左上方・左下方）を評価し、記録します。

▼ 動眼（Ⅲ）、滑車（Ⅳ）、外転（Ⅵ）神経の評価

正常	動眼神経麻痺	滑車神経麻痺	外転神経麻痺
正面を向いたとき、正中位が正常	患側が外側を向き、眼瞼下垂、散瞳をともなう	患側が外側上方へ偏位	患側が内側へ偏位

●被殻出血→患側への共同偏視
●視床出血→鼻先凝視
●橋出血→縮瞳+正中位固定
●小脳出血→健側への共同偏視

新人ナースあるあるメモ

瞳孔の大きさって、対光反射を確認する前のこと？
それとも、縮瞳した大きさを評価するの？

間違えた！ 困った！ 瞳孔所見を報告しようと思ったけど、対光反射が起きる前と後では約1.0mm 違った。どちらが正しいの？

こうすればだいじょうぶ! 対光反射を確認する前の大きさを評価しよう。

なんで？ どうして？

なぜ、瞳孔を見るときには瞳孔専用のペンライトを使用するの？

LED のブルーライトは網膜に達しやすく、細胞に障害を与えてしまう可能性があるからです。

ケアのポイント

- ✓ 瞳孔は、大きさだけでなく左右差、対光反射、眼の位置（眼振や複視、視野の検査）なども観察し、総合的に評価する必要がある
- ✓ 瞳孔不同を認めた場合、脳ヘルニアの可能性があるため、すぐに医師へ応援要請を行おう

メモ

3｜呼吸、脈拍、血圧

呼吸

- からだ全体の酸素のうち、約20%を脳循環で利用しており、脳の機能維持には酸素が欠かせません。
- からだの中の二酸化炭素の量を感知する場所として、延髄受容器（えんずいじゅようき）があります。一方で、酸素の量を感知する場所として頸動脈分岐部と大動脈弓（きゅう）に末梢受容器があります。双方の情報が呼吸中枢へ伝達されます。
- 呼吸の中枢は延髄と橋（きょう）に存在し、呼吸筋へ指令を出しています。
- 大脳皮質や視床下部も呼吸リズムに影響を与えています。

異常呼吸

- 脳の障害を受ける場所により、さまざまな異常呼吸を呈します。
- 呼吸における酸素化や換気の状態を評価する方法として、動脈血液ガス分析があり、動脈血酸素分圧（PaO_2）、動脈血二酸化炭素分圧（$PaCO_2$）、pHを測定します。
- PaO_2 の量は動脈血酸素飽和度としてパルスオキシメーター（SpO_2）によって評価できます。
- 血液中の CO_2 は、血液脳関門（のうかんもん）を通過して容易に脳脊髄液に移動することができるため、CO_2 の上昇により全身の血管を収縮しますが、脳血管は拡張して血流の増加をきたします。

▼ 脳の障害部位と異常呼吸

	種類	型	呼吸数と特徴	原因
正常	正常呼吸		12〜20回/分	−
数の異常	頻呼吸		25回/分以上	心不全、肺炎、発熱、興奮
	徐呼吸		12回/分以下	頭蓋内圧亢進、睡眠薬投与時など
深さの異常	過呼吸		1回の換気量が増加	運動直後、甲状腺機能亢進症、貧血
	減呼吸		1回の換気量が減少	呼吸筋の低下、胸郭の可動性の障害
深さと回数の異常	多呼吸		20回/分以上	胸水の貯留、二酸化炭素の蓄積、神経症
	少呼吸		12回/分以下、休息期が長い、不可逆的な呼吸停止の直前	
	クスマウル呼吸		20回/分以上	糖尿病性昏睡、尿毒症性昏睡
周期の異常	チェーン・ストークス呼吸		漸減（休止期あり、不規則）	心不全、尿毒症、脳出血、低酸素血症
	ビオー呼吸		不規則、同じ深さの呼吸が続いた後、呼吸停止をともなう	髄膜炎

大変だと思っているときは、猛スピードであなたが成長しているということ！

▼ 脳の障害部位と異常呼吸（つづき）

種類		型	呼吸数と特徴	原因
周期の異常	中枢性神経原性過換気		1分間に25回以上の呼吸数	中脳下部～橋上部の障害
	持続性吸息呼吸		1～数分間続く長い吸息と非常に短い呼息を繰り返す	橋中部～下部の障害
	群発呼吸		連続する不規則な呼吸の後、呼吸停止を生じ、これを繰り返す	橋下部～延髄上部の障害
	失調性呼吸		呼吸数、リズム、深さが不規則	延髄下部の障害

脈拍

- 脈拍とは、心臓の収縮によって大動脈に血液が送り出される結果生じる末梢血管の波動であり、一般的には橈骨（とうこつ）動脈で触知します。
- 測定は1分間行い、不整脈を触知した場合は心電図モニタを一装着し、波形の変化を監視します。

血圧

血圧と脳血流は、密接に関連しています。

血圧＝心拍出量（1回拍出量×心拍数／分）×末梢血管抵抗

- 血圧とは、心臓が血液を全身へ送り出した際の圧力であり、心臓が収縮したときを収縮期血圧（最高血圧）、拡張したときを拡張期血圧（最低血圧）といいます。収縮期血圧と拡張期血圧の差を脈圧（みゃくあつ）といいます。
- 平均血圧（MAP）とは、常に動脈に加わっている圧力の平均値で、臓器の血流の指標とされています。

脳血流

- 脳血流量をコントロールしているのは、脳灌流圧（かんりゅうあつ）と脳血管抵抗です。

脳灌流圧（CPP）とは血液が脳内を一定の方向に流れるための圧力。
脳灌流圧（CPP）＝平均血圧（MAP）－頭蓋内圧（ICP）
平均値は70～100mmHg。

- 脳血管抵抗とは、脳血流の流れやすさのことです。動脈硬化により脳血管抵抗は増大し、脳血管が収縮することにより脳血流量が減少します。

脳循環自動調節能

- 正常な脳では、血圧の変動に対し、脳血管抵抗を変化させ、脳血流量を維持させようとします。この現象を脳循環自動調節能といいます。
- しかし、虚血などにより自動調節能が破たんすると、血圧の変動に脳が耐えられなくなります。
- 脳梗塞により自動調節能が障害された場合、血圧の低下は脳血流を低下させ、梗塞巣の拡大の可能性があります。そのため、脳梗塞急性期は原則として降圧を積極的には行いません。

新人ナースあるあるメモ

脳梗塞急性期の患者さんの血圧について

間違えた！困った！ 収縮期血圧が100mmHgで、正常値なので経過をみようとしたら、「急いで血圧を上げないと！」と周囲がざわつき、輸液の調整が始まった！

こうすればだいじょうぶ! 脳梗塞急性期は、脳循環自動調節能が破綻している。血圧と脳血流は比例しており、脳血流が保てず脳梗塞拡大の可能性がある。

頭蓋内圧亢進

- 脳出血や脳腫瘍により頭蓋内圧が亢進すると、脳ヘルニアに移行する可能性があり、生命の危険につながります。
- 頭蓋内圧が亢進すると、脳血流を増加させようと全身の末梢血管抵抗を上昇させ、血圧が上昇します。また、上昇した血圧を一定に保とうとするため心拍出量が低下し、徐脈となります。

ケアのポイント

- ✓ 呼吸は、呼吸数だけでなくリズムにも着目しよう
- ✓ 脳梗塞などでは脳循環自動調節能が障害されているため、血圧の管理が重要になってくる。経時的な観察を行おう
- ✓ 頭蓋内圧亢進が疑われる血圧の上昇や徐脈を認めた場合は、すみやかに医師へ応援を要請し、いつでも一次救命処置が実施できるよう環境を整えよう

なんで？ どうして？

脳神経疾患患者さんのいびき呼吸は、どうして注意深く観察するの？

脳幹部の障害によっていびき様呼吸や無呼吸を呈する場合があります。健康な人のいびきとは異なる場合があるので、無呼吸などを認める場合は、神経症状もあわせて観察しましょう。

メモ

4 | 運動麻痺

- 前頭葉の運動野からの情報が上位運動ニューロンとして、内包（ないほう）、中脳、橋（きょう）を通り延髄で交差し、脊髄（せきずい）で下位運動ニューロンとなって筋肉に届くことで運動が行えます。

▼ 運動のしくみ

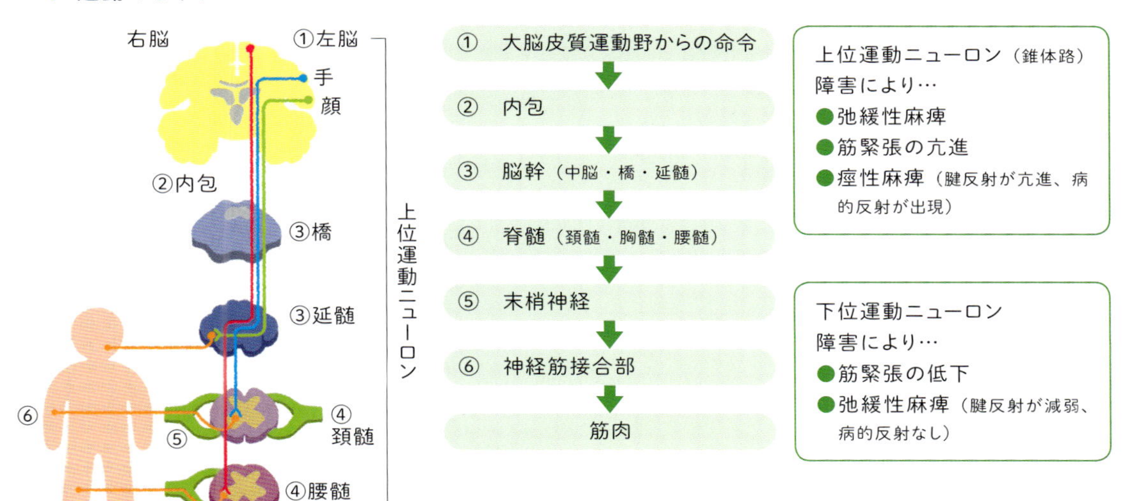

- 運動麻痺は障害部位により、単（たん）麻痺、片（へん（かた））麻痺、対（つい）麻痺、四肢麻痺の 4 つに分けられます。

▼ 運動麻痺のタイプ

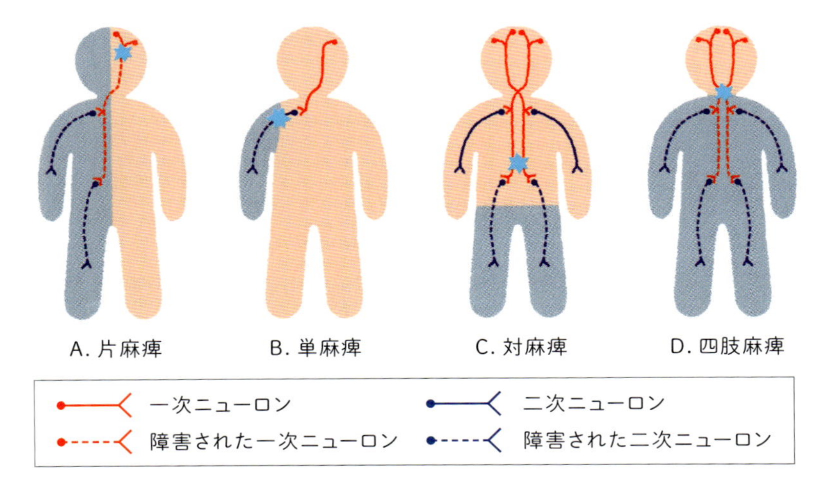

ブルンストロームステージ（Brunnstrom stage）

- 中枢性麻痺に特有な運動パターンの経時的な評価に使用します。
- 片麻痺の回復過程に基づいて構成されているため、脳卒中の患者さんはブルンストロームステージでの評価を行います。

▼ ブルンストロームステージ

stage	上肢・下肢	手指
I	弛緩性麻痺（完全麻痺）	弛緩性麻痺（完全麻痺）
II	わずかな随意運動	わずかに握ることが可能
III	上肢：座位で肩・肘の同時屈曲、同時伸展 下肢：座位、立位での股・膝・足の同時屈曲	全指同時に握ることができる 伸展は反射だけで、随意的な手指伸展はできない
IV	上肢：腰の後方へ手がつける。肘を伸展させて上肢を前方水平へ挙上。肘 90° 屈曲位での前腕回内・回外 下肢：座位で足を床の後方へすべらせ、膝を 90° 屈曲。かかとを床から離さずに随意的に足関節背屈	横つまみ・わずかな範囲での半随意的手指伸展可能
V	上肢：肘を伸展させて上肢を横水平または前方頭上へ挙上、肘伸展位での前腕回内・回外 下肢：立位で股伸展位、またはそれに近い肢位、免荷した状態で膝屈曲分離運動。立位、膝伸展位で足を少し前に踏み出して足関節背屈分離運動	いろいろなつまみ・伸展は可能だが、範囲は一定しない
VI	全運動可能	全運動可能

(Brunnstrom, S. Motor testing procedures in hemiplegia. Based on sequential recovery stages. Phys Ther. 46, 1966, 357-75.)

徒手筋力テスト

- 0～5 の 6 段階で評価します。はじめに自分で挙上できるかどうかで 3 以上か 3 未満かを評価します。
- 末梢性麻痺の評価に用います。

▼ 徒手筋力テスト（MMT）

スコア	筋力の状態
5	最大の抵抗に抗して、可動域全体にわたって動かせる
4	ある程度の抵抗に抗して、可動域全体にわたって動かせる
3	抵抗を加えなければ重力に抗して、可動域全体にわたって動かせる
2	重力を除けば、可動域全体にわたって動かせる
1	筋肉の収縮がかすかに認められるだけで、関節運動は起こらない
0	筋肉の収縮は認められない

「頭（脳）がわかると、どこでもやっていける！ がんばれ」新人のときに私が先輩に言われた言葉です。

バレー徴候

- 上位運動ニューロン障害による、片側性の中枢性麻痺を診断します。

上肢：手のひらを上にしたまま、両腕を前方に挙上してもらい（臥位は45°、座位は90°）、眼を閉じて姿勢を保つよう説明します。

正常：両腕とも姿勢を維持できる。

異常：麻痺側の肘から先に内側に回り（回内（かいない））、腕が下垂する。

下肢：腹臥位になり、両膝を曲げて足先を斜め上に挙げ、姿勢を保つように説明します。

正常：両脚とも姿勢を保持できる。

異常：麻痺側の足先が揺れたり、脚が下垂する。

▼ バレー徴候

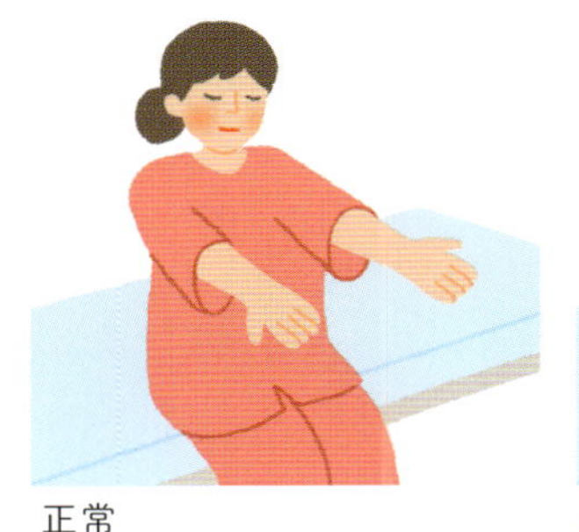
正常

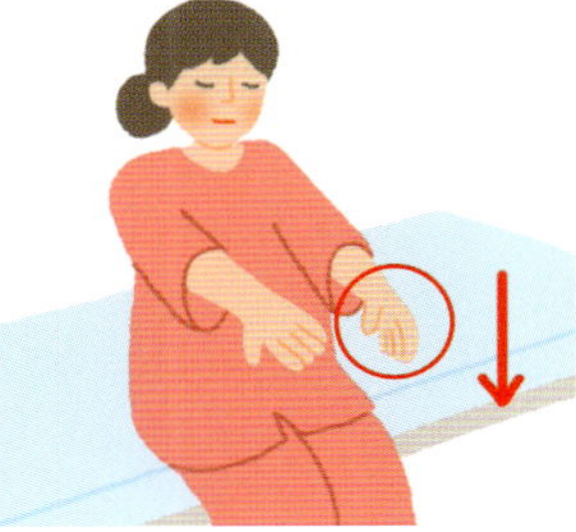
異常

なんで？ どうして？

麻痺の場合、バレー徴候ではなぜ回内・下垂するの？

錐体路（すいたいろ）障害では、①回内筋の緊張が回外筋より強くなる、②屈曲筋の緊張が伸筋より強くなるためです。

ミンガッチーニ徴候

- 上位運動ニューロンの障害による、下肢の中枢性麻痺を診断します。
- 仰臥位になり、股関節と膝が90°になるよう両脚を挙げてもらい、眼を閉じて姿勢を保持するよう説明します。

正常：両脚とも姿勢を維持できる。

異常：麻痺側の大腿、下腿がゆっくりと下垂する。

▼ ミンガッチーニ徴候

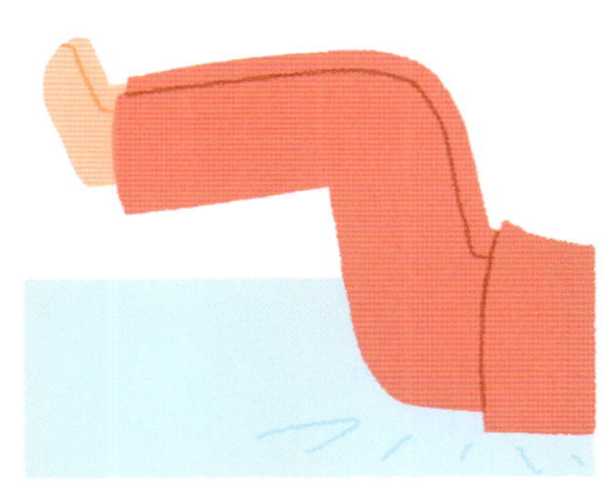
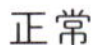
正常

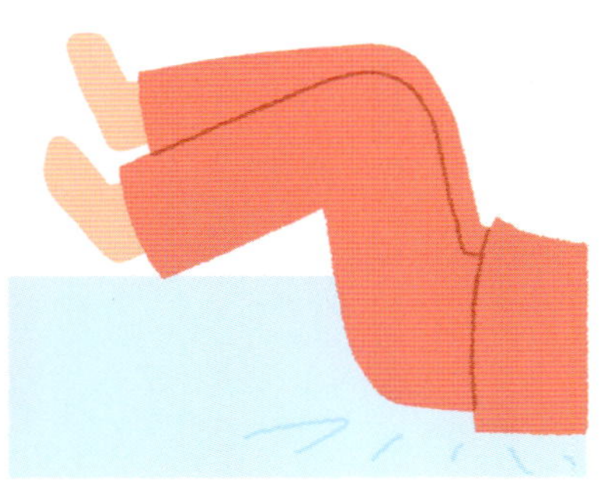
異常

第５指徴候

- 手掌を下にして水平に出してもらうと、麻痺側の第５手指は外側に離れていきます。

膝落下試験

- 仰臥位で膝を立て、医療者は手を離します。完全麻痺では、外側もしくは内側へ倒れます。不全麻痺では、外旋しゆっくり伸展します。

新人ナースあるあるメモ

意識障害のある人の麻痺の見つけ方

間違えた！ 困った！ 意識がない患者さんを発見。声をかけても動きがないため、麻痺があるのかどうかわからない。

こうすればだいじょうぶ! ①爪の中央に痛み刺激を与え、痛みから逃れようとする腕の動きの左右差をみる（痛覚回避）
②両腕を胸の上に挙げて腕が落ちる速さの左右差をみる（ドロッピングテスト）。その際は顔に腕が落ちる可能性があるので、十分気を付けよう。

ケアのポイント

- ✔ 運動麻痺は病変の部位や程度を評価できる
- ✔ 病気や意識レベルによって、運動麻痺の評価方法が異なるので覚えておこう
- ✔ 麻痺の進行を認めた場合は、その他のバイタルサイン、神経学的所見とともに医師へ報告しよう

［長尾美沙子、竹下恵美］

6章 術式別・治療別のだいじなこと

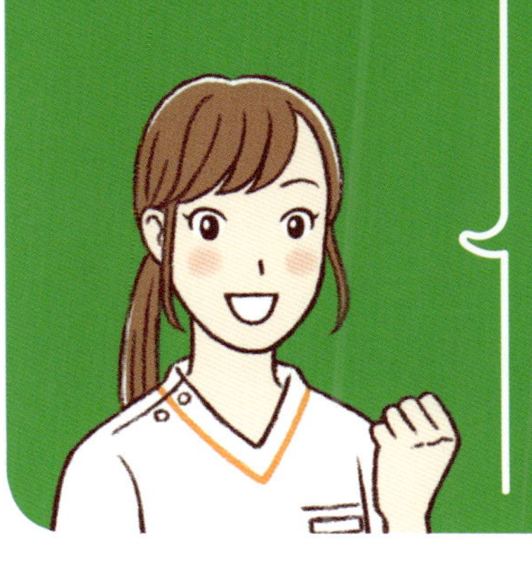

脳神経外科手術は、従来の開頭手術（microsurgery）だけでなく、近年では脳血管内治療、神経内視鏡手術も盛んになり、症例に応じた治療の選択、複合的治療も求められます。そのなかでも今回は、一般的な開頭術、頚動脈内膜剥離術、神経内視鏡手術について、術式の特徴と術後の注意点を学びましょう。また、脳血管障害の治療は日々進歩しています。治療できなかったものができるようになったり、より低侵襲な治療が可能になったりしています。この章では代表的な血管内治療や超急性期脳梗塞の内科治療についても解説します。

1 | 開頭術

どんな手術？

- 開頭手術は脳神経外科手術の基本的手技で、文字どおり症例に応じてさまざまな部位・大きさの開頭を行い、脳実質内あるいは脳槽から目的の部位まで到達します。
- 急性硬膜下血腫、急性硬膜外血腫などの外傷手術を除き、脳神経外科手術は繊細な操作が必要になるため、大半は顕微鏡を用いたmicrosurgeryになります。
- 代表的な開頭方法として、テント上では前頭側頭開頭、両側前頭開頭、側頭開頭があり、テント下では外側後頭下開頭、正中後頭下開頭があります。混同しがちですが、開頭とアプローチは異なります。アプローチとは目的地までの道筋を指します。
- よく用いられる開頭とアプローチの組み合わせは、前頭側頭開頭でPterional approach（蝶形骨縁到達法）、両側前頭開頭でinterhemispheric（いわゆるインヘミ）approach（大脳半球間裂到達法）、側頭開頭でsubtemporal approach（側頭下到達法）、外側後頭下開頭でlateral suboccipital approachなどがあります。

ケアのポイント

✓ 開頭手術は、目的部位・疾患によってさまざまな開頭法とそれに準じたアプローチがある。すべてを理解することは困難だが、もっとも頻用される前頭側頭開頭のPterional approachに関しては、その適応疾患、手術方法、術後注意点などをもう一度確認しよう

手術の実際－前頭側頭開頭によるPterional approach

- 脳神経外科手術でこのアプローチはもっとも多く使用されます。
- 適応疾患として、脳動脈瘤（内頚動脈瘤、中大脳動脈瘤、前交通動脈瘤）、高血圧性脳出血（被殻出血）などに代表される脳卒中の外科手術に限らず、脳腫瘍（蝶形骨縁・前床突起部・鞍上部髄膜腫、下垂体腺腫、頭蓋咽頭腫）などでも用いられます。
- このアプローチによりウィリス動脈輪、前頭葉、側頭葉、下垂体、視床下部、第三脳室底部、海綿静脈洞前半部までの観察が可能です。

未破裂右中大脳動脈瘤に対する右前頭側頭開頭Pterional approachによるクリッピング術の施行例

頭部固定、皮膚切開

- 頭部はヘッドピンで固定させ、脳動脈瘤の位置や向きにより頭部を15～45°回旋させます。通常は右図のような皮膚切開を設け、顔面神経、浅側頭動脈の損傷などに注意しながら、皮膚と筋肉を前方へ翻転します。

▼ 皮膚切開と開頭

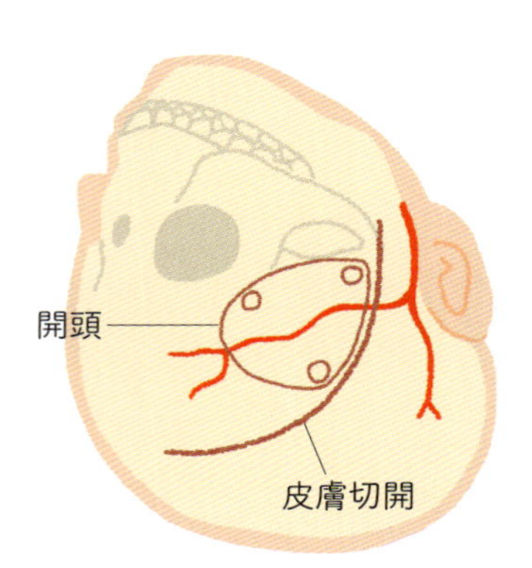

開頭～剥離

- 次に頭蓋骨に数カ所穴（burr hole）を開け、各穴をつなげるように開頭します。硬膜外血腫の予防のため骨縁で硬膜の吊り上げを行います。
- 硬膜を切開翻転させると脳が露出するので、顕微鏡下操作に移ります。通常は前頭葉と側頭葉の隙間（シルビウス裂）を動脈・静脈/洞・脳の損傷がないように細心の注意を払いながら目標部位まで剥離します。
- 未破裂脳動脈瘤の場合は、動脈瘤の近位側、瘤、瘤から分枝する血管を確保するまで展開します。

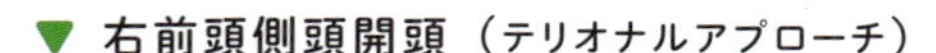
▼ 右前頭側頭開頭（テリオナルアプローチ）

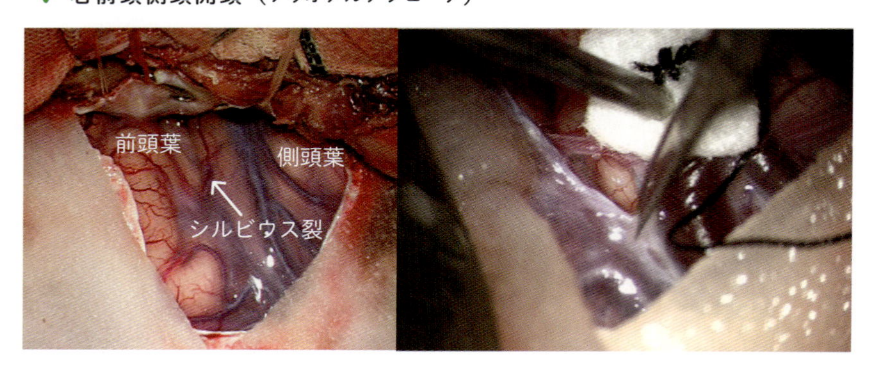

クリッピング～終了

- 瘤の形状に合わせてクリッピングを行い、十分に止血を確認して手術を終了します。
- 髄液(ずいえき)漏れがないように硬膜をタイトに縫合し、骨弁はチタンプレートで固定します。症例によっては硬膜外ドレーンを挿入し、筋膜・皮下・皮膚を縫合し手術終了となります。

▼ 開頭範囲、チタンプレートを用いた頭蓋形成術後の 3D-CTA

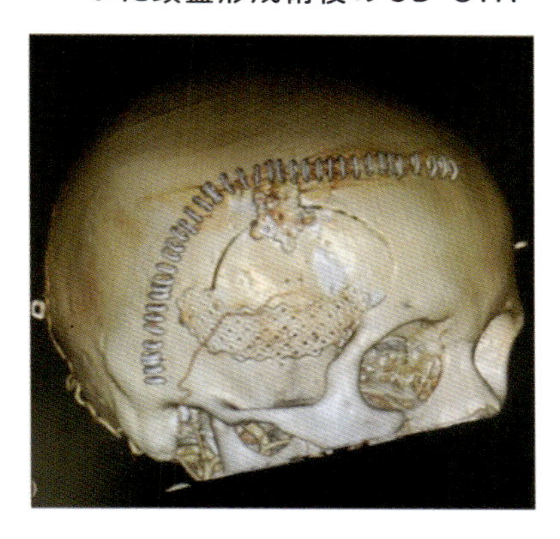

▼ 右中大脳動脈瘤に対するクリッピング術

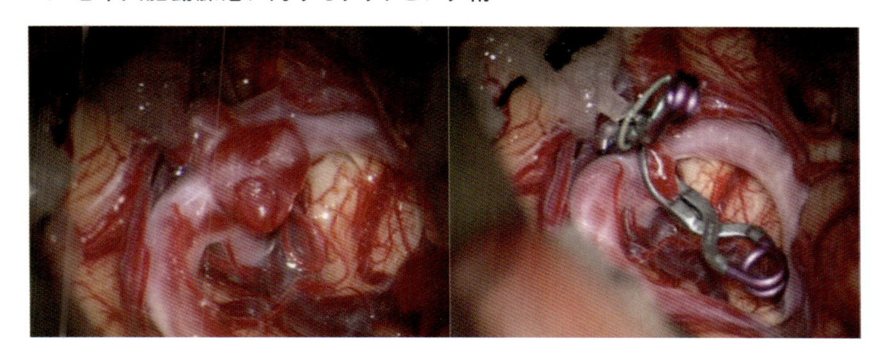

術後の観察ポイント

神経症状の有無

- まず手術操作にともなう脳損傷、脳神経損傷による神経症状の有無を確認します。意識レベル、瞳孔(どうこう)、四肢麻痺などを評価します。これは術直後のみでなく、術後3日間はとくに注意しましょう。術後に頭蓋内出血や脳梗塞を合併する可能性があるからです。
- 術直後は麻酔の影響で覚醒が悪い場合や、疼痛のため患者も非協力的になり、評価がむずかしい場合もありますが、術前から必要性を十分に説明し、しっかり評価する必要があります。

なんで？ どうして？

未破裂脳動脈瘤に対して、開頭クリッピング術とコイル塞栓術(そくせんじゅつ)はどうやって使い分けているの？

未破裂脳動脈瘤の治療戦略は施設に応じて異なるのが現状ですが、近年ではコイル塞栓術が選択される症例は増えてきています。脳動脈瘤の場所、大きさ、形に加え、患者年齢、基礎疾患に応じて適切な治療選択が求められます。
当施設では大まかに脳動脈瘤の部位別には、中大脳動脈瘤・内頸動脈瘤は開頭クリッピング術、前交通動脈瘤・後方循環系はコイル塞栓術が選択されることが多いです。

バイタルサイン

- バイタルサインも重要で、とくに血圧管理は脳神経外科手術後にもっとも注意が必要です。通常は術前血圧の 80%程度にコントロールしますが、バイパス手術後の過灌流症候群（かかんりゅうしょうこうぐん）の予防や術後微小な出血を認めた場合には、さらに厳重な降圧が必要になりますので、目標血圧値は各勤務帯で十分に確認しましょう。

術後疼痛

- ほとんどの症例で開頭術後の 3 日間は術後疼痛に悩まされます。術後疼痛コントロールをつけるだけでも食事量の増加、早期離床につながるので、積極的に疼痛コントロールを行いましょう。使用される薬剤も少ないので使用量や副作用も頭に入れておくと良いでしょう。

高齢患者の全身管理

- 近年では高齢化にともない、高齢者手術、全身合併症を有する症例も増えてきています。体重測定、in-out バランスにも注意が必要になり、食事摂取量に応じた補液量調整、術後の食事形態などにも考慮が求められます。小さな変化を見落とさないことが、術後の合併症を減らすうえで大事なことだと思います。

新人ナースあるあるメモ

クリニカルパスどおりに術後経過が進んでいないときは？

間違えた！ 困った！ 未破裂脳動脈瘤に対して開頭クリッピング術を受けた高齢女性。術後、食事摂取状態も悪く、離床も進んでいないが、術後クリニカルパスでは、輸液も今日で終了になる。大丈夫かな？

こうすればだいじょうぶ！ とくに高齢者において、毎回同じ術後経過をたどるとは限らない。十分な疼痛コントロールができているか、食事形態は適切か、もう一度確認しよう。高齢者の場合は脱水にもなりやすいので、輸液も必要量は継続しよう。

メ　モ

2 | 頚動脈内膜剥離術（CEA）

どんな手術？

- 動脈硬化を基盤にした頚動脈狭窄症は、プラークの破綻による塞栓性脳梗塞をきたすだけでなく、狭窄が進行すると脳への血流が低下し、血行力学的な脳梗塞も生じ得ます。
- 頚動脈狭窄症には、十分な抗血小板治療薬を含めた内科治療が必要ですが、症候性で**狭窄率が50%以上、あるいは無症候性で60%以上は、外科的治療が考慮されます**。
- 頚動脈内膜剥離術は、脳梗塞の予防的手術です。低い合併症発生率（症候性6%以下、無症候性3%以下）で治療できる高い水準をもつ術者と施設が要求されます。
- 施設によっては、術後管理を行うのは医師のみならず、看護師も含まれていると思います。より高度な看護を目指すためには、起こりうる合併症を理解しておく必要があります。

狭窄率の測定方法には、NASCET法、ECST法などがある。

▼ 狭窄率測定法

NASCET：$\frac{b-a}{b} \times 100\%$

ECST：$\frac{c-a}{c} \times 100\%$

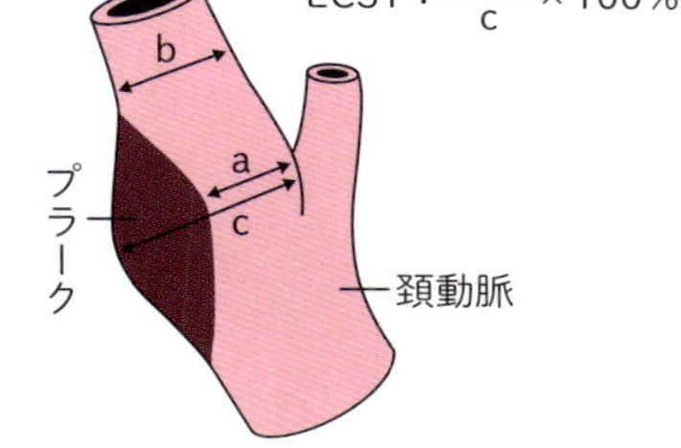

▼ 右頚動脈狭窄症

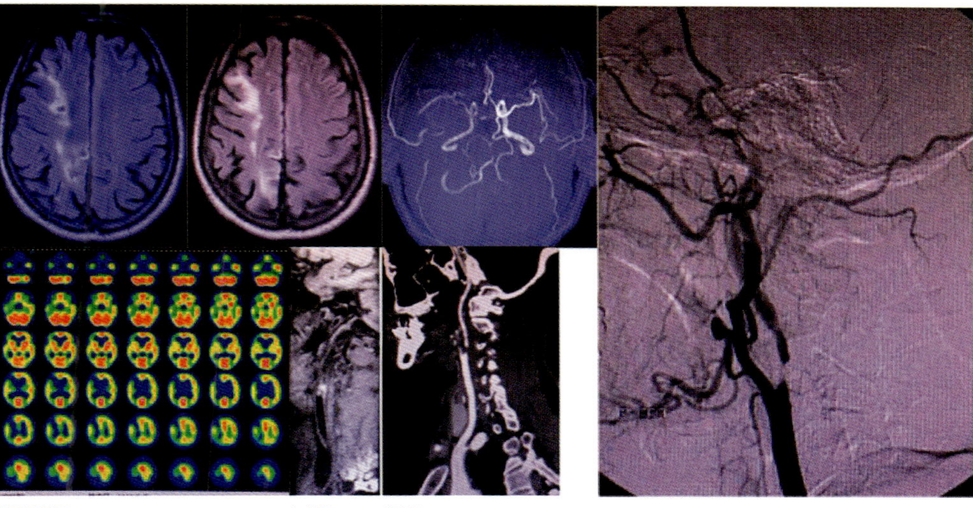

68歳男性、右頚動脈狭窄症による血行力学的脳梗塞、狭窄率95%、T1 PMR 1.9のソフトプラーク、安静時脳血流低下を認める。

周術期の観察ポイント

脳梗塞、脳神経傷害

- 周術期の抗血栓薬の調整、プラーク周囲の手術操作にともない、術中脳梗塞をきたすことがあります。鎮静下では評価が困難なこともありますが、覚醒後に神経学的所見を速やかに確認することが大切です。
- 手術の際に傷害される可能性がある脳神経は迷走（めいそう）神経と舌下（ぜっか）神経です。術後食事・内服を再開する前に、必ず嚥下機能評価、嗄声（させい）の有無、舌の運動を確認しましょう。

▼ 右頚動脈狭窄症の皮膚切開と術野

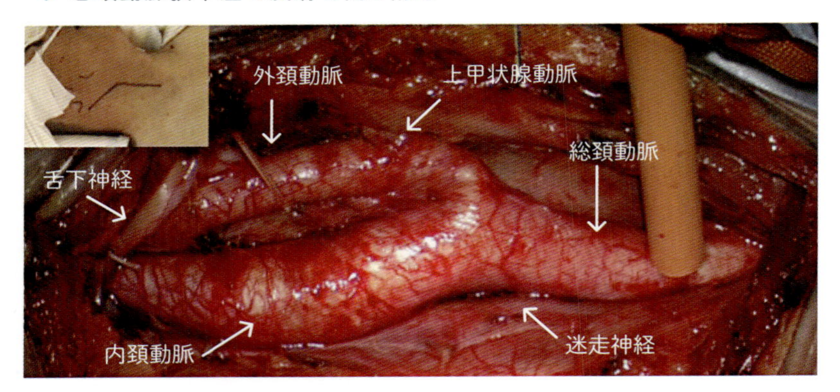

脳出血、過灌流症候群

- 術後管理でもっとも重要なことは、過灌流症候群の管理と言っても過言ではありません。過灌流症候群とは、高度の頚動脈狭窄により脳血流が低下している状態で内膜剥離を行い血管が拡張すると、脳血流が正常以上に増加する現象です。頭痛、不穏に加え、けいれんや致死的な脳出血を合併することもあります。
- 症状進行を抑えるために、術直後から１週間ほどは血圧管理がきわめて重要になります。こまめな血圧チェックを行い、血圧が上昇した場合はすみやかに報告し、降圧を行いましょう。
- 頭痛、不穏など小さな症候も見逃さないように注意しましょう。

ケアのポイント

- ✓ 頚部腫脹による気道閉塞は、気管挿管が困難で気管切開が必要になる、とても怖い合併症。見落としがないようにしっかり観察しよう
- ✓ 過灌流症候群という特有の合併症を生じる可能性もあるため、その病態と症状についてしっかり理解しておこう

脳梗塞はさまざまな症状が起こるよ。「何か変だな」「いつもと違うな」は大事なサイン。

創部出血

- 総頚動脈は約10mm、内頚動脈は約5mmと大血管を扱う手術であり、抗血小板薬内服下で手術を行うことも多いので、術後に血腫形成、動脈性の大量出血を生じる危険性があります。
- 頚動脈周囲には気管があるので、頚部腫脹（しゅちょう）により気道閉塞をきたし、窒息する可能性もあります。
- 頚部腫脹の確認は視診のみならず、触診で血腫による硬結（こうけつ）の有無、聴診で気道狭窄音（きどうきょうさくおん）の聴取などが必要になります。
- ドレーンを挿入していれば排液量のチェックを行い、わずかなガーゼ汚染であっても早急に対処するべきです。

全身合併症

- 頚動脈狭窄症の患者さんは、基礎疾患として高血圧、糖尿病、脂質異常症、喫煙と複数の危険因子をもっている場合がほとんどです。
- 虚血性心疾患、末梢動脈疾患を合併していることも多いので、脳だけでなく全身管理が重要になります。
- 水分バランス、体重の変化に加え、心電図モニターなどにも注意を払う必要があるでしょう。

なんで？ どうして？

大血管の手術なのに、抗血小板薬は休薬しないの？

脳梗塞を発症する可能性が高いので、通常抗血小板薬は休薬せずに手術します。多剤内服中の場合は、減量やヘパリン化することもありますので、術前の抗血栓薬の調整、術後再開などは必ず担当医に確認しましょう。

新人ナースあるあるメモ

これって、術後せん妄？

間違えた！ 困った！ 頚動脈内膜剥離術を行った高齢男性。昨日の夜は大丈夫だったけど、今日は意味不明な発言が目立ち、興奮しているな。術後せん妄かな……？

こうすればだいじょうぶ！ もちろん、せん妄の可能性が高いが、頚動脈内膜剥離術後であれば過灌流症候群の症状である可能性もある。すぐに血圧を下げ、経頭蓋（けいとうがい）エコー、脳血流検査を検討する必要がある。

3 | 神経内視鏡手術

どんな手術?

- 神経内視鏡手術は、近年注目されている手技の１つで、より低侵襲に到達が困難な部位へのアプローチも可能になります。
- 神経内視鏡は、金属製の鏡筒状で画質に優れ、外科手術で扱う腹腔鏡や胸腔鏡に近い硬性鏡と、樹脂製で可動性のある胃カメラや大腸カメラに近い軟性鏡との２種類があります。
- 適応疾患は、脳実質内および脳室内腫瘍に対する生検術・摘出術、下垂体腫瘍に対する経蝶形骨洞腫瘍摘出術、水頭症に対する第三脳室底開放術、透明中核穿孔術、頭蓋内出血に対する血腫除去術などです。顕微鏡手術で観察が困難な裏側などを確認する場合に、支援として補助的に用いることもあります。
- 手術は小さな皮膚切開から小開頭あるいは鼻孔を用いてアプローチし、ナビゲーションシステムを併用することが多いです。
- 低侵襲な手術のため、早期離床が可能で術後経過も良好ですが、そのなかでもいくつか注意すべきポイントがあります。

▼ 硬性鏡（上）と軟性鏡（下）

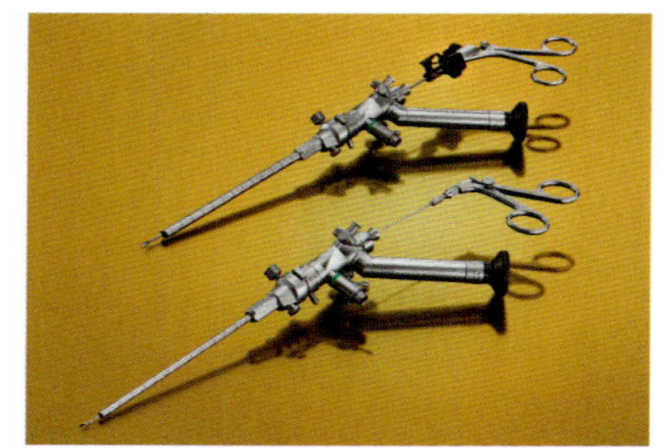

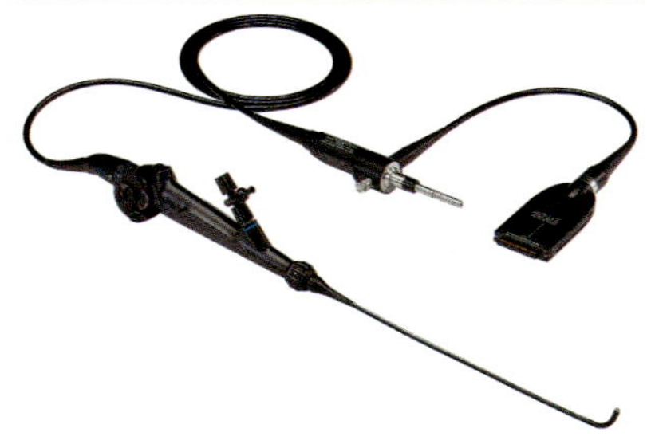

（上）カールストルツ・エンドスコピー・ジャパン
（下）オリンパス

▼ 神経内視鏡手術の適応疾患

神経内視鏡手術	
水頭症	第三脳室底開放術、透明中核穿孔術、中脳水道形成術
腫瘍	生検術、摘出術（下垂体腫瘍）
頭蓋内血腫	血腫除去術（脳内出血、脳室内出血）
その他	嚢胞開放術
神経内視鏡支援手術	
頭蓋内血腫	血腫除去術（急性硬膜下血腫） 穿頭ドレナージ術（慢性硬膜下血腫）
脳動脈瘤	開頭クリッピング術
腫瘍	聴神経腫瘍摘出術
その他	微小血管減圧術（顔面けいれん、三叉神経痛）

術前画像や手術内容を医師に確認すると、大事なポイントが見えてくるよ。同じ手術は2つとないよ。

脳室内手術

ドレーン管理

- 脳室内手術でもっとも重要なのは、ドレーン管理です。脳室ドレーンは頭蓋内圧を一定に保つ目的のほか、排液の性状から脳室内出血なども感知することができます。
- とくにドレーンの閉塞により急性水頭症を併発した場合は、急激に意識障害が進行するため、早急な処置が必要になります。つねにドレーン内の髄液拍動は観察が必要です。
- 髄液の色調や髄液量も1～2時間ごとに確認が必要で、血性髄液の有無、髄液の目標排液量は必ず確認しましょう。
- ドレーンの自己抜去(ばっきょ)を予防するために、抑制帯の装着やドレーンの固定、マーキングも施設の決まりに沿ってチェックしましょう。
- ドレーンの長期留置が必要なときは、つねに感染の危険がともないます。発熱やドレーン挿入部の創部観察も毎日欠かさずに行いましょう。

▼ 脳室ドレーン管理

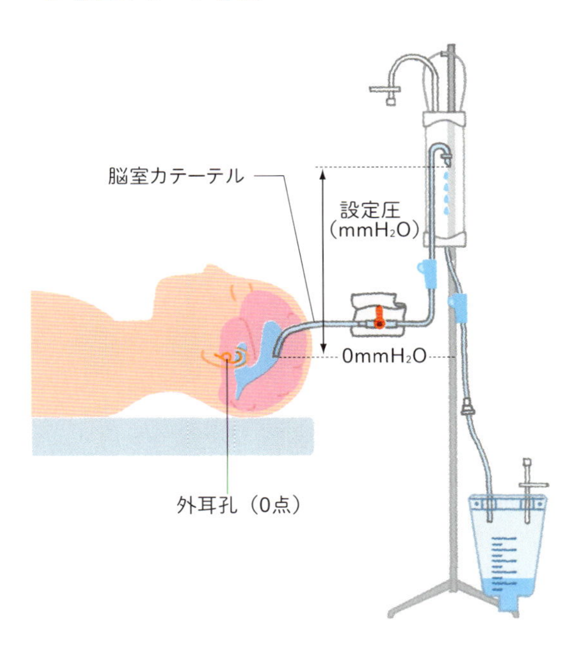

発熱

- 脳室内手術で多いのは発熱です。術中に脳室内で脳脊髄手術用洗浄灌流液（アートセレブ®）を使用すると、術後3日ほど発熱をきたすことがあります。症状は一過性で、自然と解熱するので、問題となることは少ないですが、時に高熱となり感染症と鑑別を要することもあります。
- 熱型を確認し、血液検査や培養検査(ばいようけんさ)の追加を検討するほか、創部発赤(そうぶほっせき)・腫脹・痛みなど感染徴候の有無、髄膜炎・脳炎を評価するために項部(こうぶ)硬直なども評価しましょう。

ケアのポイント

- ✓ 脳室ドレーンのトラブルは命にかかわることもある。ドレーンの拍動、目標排液量、色調は絶対に漏らさず記録しよう
- ✓ 髄液漏は、持続すると長期臥床に加え、再手術にもなり得る。発症を少しでも抑えるため、いきみや鼻かみなど日常動作にも注意しよう

経蝶形骨洞腫瘍摘出術

- 経蝶形骨洞腫瘍摘出術の適応疾患は、下垂体腺腫（非機能性、機能性）、頭蓋咽頭腫、ラトケ嚢胞などです。鼻孔から蝶形骨洞を経由してトルコ鞍底を開放し、腫瘍を摘出します。

髄液漏

- 腫瘍の発生部位、大きさ、進展程度によって術後起こり得る合併症は異なります。もっとも多いものは髄液漏で、トルコ鞍内の硬膜、くも膜が損傷されると発症する可能性が高まります。
- 損傷がある場合または疑われる場合には、術中に生体組織接着剤、腹部脂肪、筋膜、鼻腔粘膜を用いてトルコ鞍底を再建します。
- 髄液漏が発生した場合は、頭蓋内と副鼻腔、鼻孔が交通してしまい、頭蓋内感染のリスクが高まります。時に、術後数日してから発症することもあります。
- 髄液漏を疑った場合には、すぐに多項目試験紙キットを使用しましょう。糖が+になれば髄液漏の可能性が高いので、すぐに主治医へ報告しましょう。
- 術後はいきみや鼻かみは頭蓋内圧を亢進させ、髄液漏を助長させる可能性もありますので、禁忌です。
- 髄液漏の治療は、まず安静による保存的治療を行いますので、安静度は必ず確認し、患者さんにも理解させる必要があります。
- 安静で治らない場合はスパイナルドレナージが必要になるため、排液量、ドレーン圧などが重要になります。それでも改善しなければ再度外科的に再建が必要になります。

尿崩症

- 下垂体より抗利尿ホルモンが分泌され、尿量を調整しながら体内の水分調節を行っていますが、手術によって抗利尿ホルモンが作用しにくくなると、尿崩症を発症します。
- 手術後の尿量はもっとも重要なチェックポイントで、目安として2時間で200～300mL以上かつ尿比重が1.005以下の場合には、尿崩症と診断します。
- In-outの評価のみならず、口渇や尿の色調も診断の手がかりになるので、上記の基準を下回っても基準値に近い値であれば、治療を早期に開始することも考慮されます。
- 治療は、バソプレシン（ピトレシン®）を皮下注射ないし静脈内注射します。その後1週間ほど継続する場合には、デスモプレシン点鼻や内服（ミニリンメルト®）を行います。
- 術後1～2週間は経時的な排尿チェック（量、比重、回数）が必要になります。

新人ナースあるあるメモ

風邪？ それとも……

間違えた！ 困った！ 下垂体腺腫に対して経鼻的経蝶形骨洞腫瘍摘出術を行った54歳女性。風邪気味で、水溶性鼻汁が持続しているみたい。鼻かみをしてますますひどくなったみたい。

こうすればだいじょうぶ！ 水溶性鼻汁は、髄液漏なのか、風邪なのか困惑することが多い。「体調を崩している」「花粉症」などと絶対に決めつけてはいけない。必ず多項目試験紙キットで確認しよう。

- 尿崩症にともない電解質異常をきたすことがあり、とくに低ナトリウム血症の併発に注意が必要です。低ナトリウム血症は意識障害やけいれんを発症します。
- 補正スピードを誤ると橋中心髄鞘崩壊症（きょうちゅうしんずいしょうほうかいしょう）をきたす可能性もあるため、ナトリウムの補正には厳重な注意を払う必要があります。
- 採血時間や数値は、医師のみならず看護師も一緒にチェックするほうがよいです。

なんで？ どうして？

尿崩症を発症したらどうしてこまめな採血が必要なの？

尿崩症を発症すると低ナトリウム血症をきたします。電解質異常のなかでナトリウムがもっとも危険といわれており、重篤な意識障害やけいれんを引き起こします。さらに急速に補正をすると橋中心髄鞘崩壊症を発症し、意識が戻らなくなることもあります。ナトリウム値、補正速度には厳重な注意が必要なのです。

［小林広昌］

メモ

4 | 血栓回収療法

どんな治療？

- 超急性期脳梗塞に対する血管内治療（カテーテル治療）として、血栓回収療法があります。動脈に詰まっている血栓を回収して、脳の血流を再開させることが目的です。日本では2010年に認可されて、この治療ができるようになりました。
- 後述するrt-PA（アールティーピーエー）静注（じょうちゅう）療法の適応にならない患者や、rt-PA投与後も動脈の血栓が溶けない患者が対象です。rt-PA療法を検討せずに、血栓回収療法を優先して行うことは、まだ容認されていません。治療は早ければ早いほど良いですが、少なくとも**脳梗塞発症から8時間以内での治療**が勧められます[1]。
- 血栓回収専用の道具（デバイス）として、最初は2010年にMerci（メルシー）®リトリーバーが使用可能となりましたが、最近では使われなくなり、おもに2011年より導入された吸引式のPenumbra（ペナンブラ）®システム（株式会社メディコスヒラタ）や、2014年より導入されたステントリトリーバー〔Solitaire（ソリティア）®（日本メドトロニック）、Trevo（トレボ）®（日本ストライカー）、ReVive（リバイブ）®SE（ジョンソン・エンド・ジョンソン）〕が使用されています。近年、これら新しいデバイスやその組み合わせによる良好な治療成績が多数報告され、この治療の有効性が示されています[2~6]。

▼ 主幹動脈閉塞イメージ図

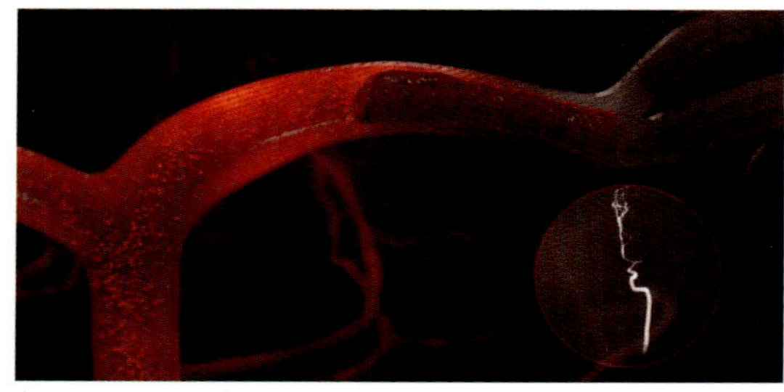

（日本ストライカー）

▼ 血栓回収デバイス

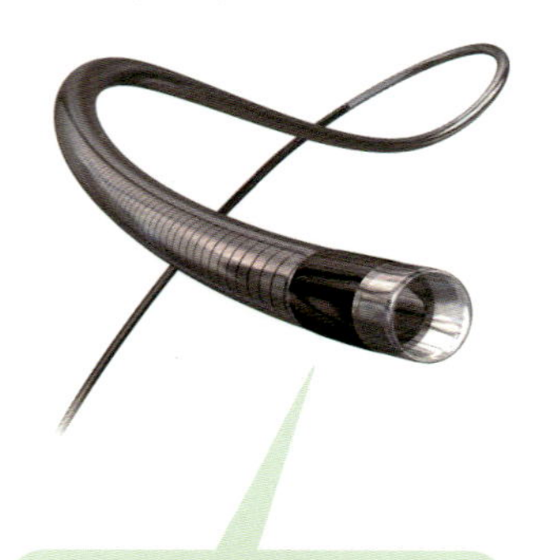

ペナンブラ（メディコスヒラタ）

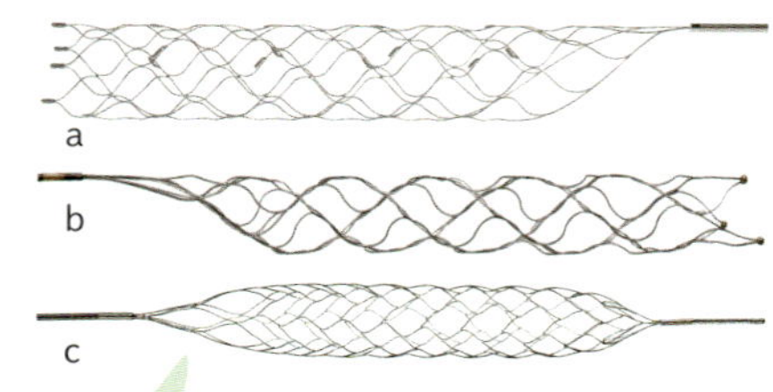

ステントリトリーバー
a：ソリティア（日本メドトロニック）
b：トレボ（日本ストライカー）
c：リバイブ（ジョンソン・エンド・ジョンソン）

新人ナースあるあるメモ

患者さん良くなっているのかな？

間違えた！困った！ いろいろ手一杯で、症状の何がどう変わったのか、わからなくなる。

こうすればだいじょうぶ！ 超急性期脳梗塞は、受診からrt-PA療法、血管内治療と慌ただしいけれど、とくに一つひとつの治療前後での変化をよく観察しよう。

血栓回収療法の実際

- 超急性期脳梗塞の患者に対して、rt-PA療法の適応評価とともに血栓回収療法の可能性も検討し、同時進行で準備を進めます。
- 頭部CTで、脳梗塞がまだ広範囲に描出されていないことを確認します。脳梗塞の広さはASPECTS（アスペクト）法p.98で算定します。
- 脳血管造影検査（カテーテル検査）を行い、対象となる動脈の閉塞を確認したら、引き続き血栓回収療法を施行します。より早く治療するために、CTの次はMRIより脳血管造影を優先する施設も多いです。
- 治療は血管造影室で行います。手技は局所麻酔に鎮静薬を併用しながら行うことが多いです。
- 鼠径部（そけいぶ）の動脈にシースを留置し、その中を通して動脈内にカテーテルを進めます。カテーテルとガイドワイヤーを駆使して閉塞部位まで各デバイスを誘導し、血栓をとらえて回収します。
- 治療後は動脈からカテーテルとシースを抜き、穿刺部（せんしぶ）の止血を行います。

▼ ステントリトリーバーでの血栓回収のイメージ（左）、回収された血栓（右）

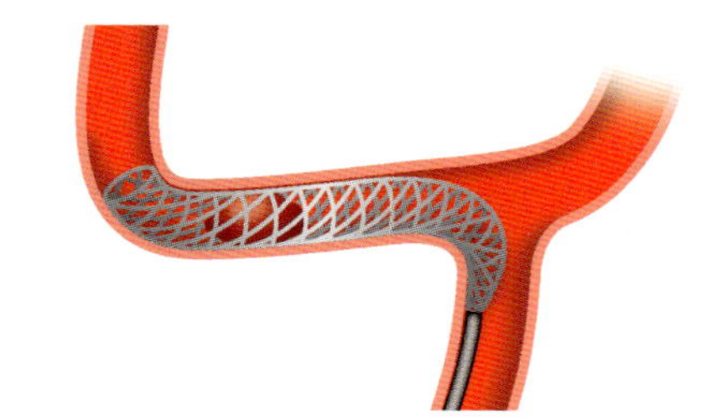

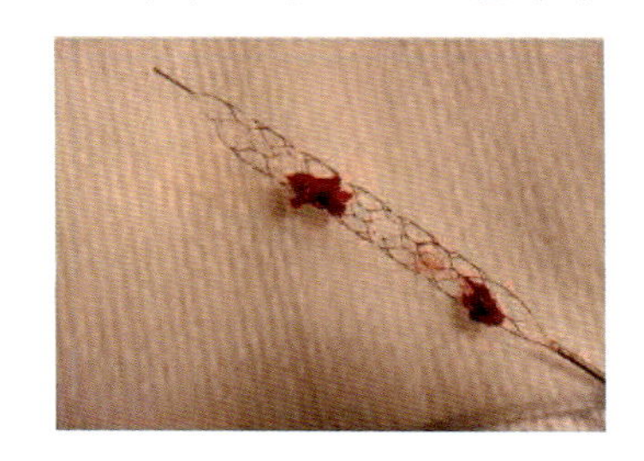

血栓回収療法の合併症

再閉塞、脳梗塞

- 再閉塞は、治療で開通させた箇所がまた詰まってしまうことです。また、血栓の一部や新たな血栓が別の血管を閉塞し、新たな脳梗塞を生じてしまうことがあります。

動脈解離

- 動脈が傷ついて血管壁が裂けてしまった状態です。結果的に壁が薄くなって破れやすくなったり、裂けた血管壁によって血流が妨げられて、脳梗塞の原因となることがあります。

脳出血、くも膜下出血

- 動脈が傷ついて頭蓋内に出血することで生じます。

出血性梗塞

- 脳梗塞に陥った箇所で、あとから出血が起こることです。もともとの脳梗塞の範囲を超えて広がり、より病状を悪化させることがあります。

▼ 出血性梗塞のCT画像

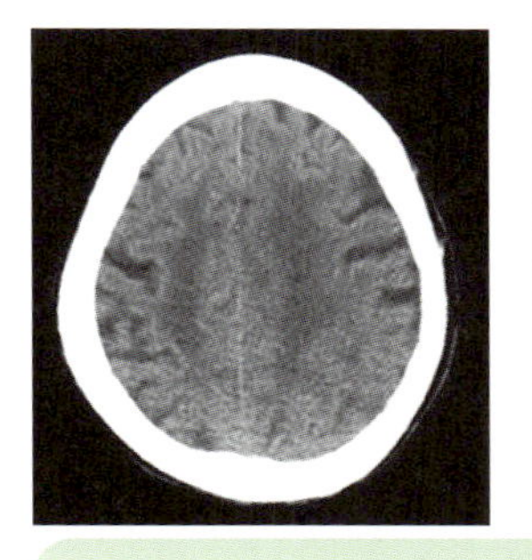

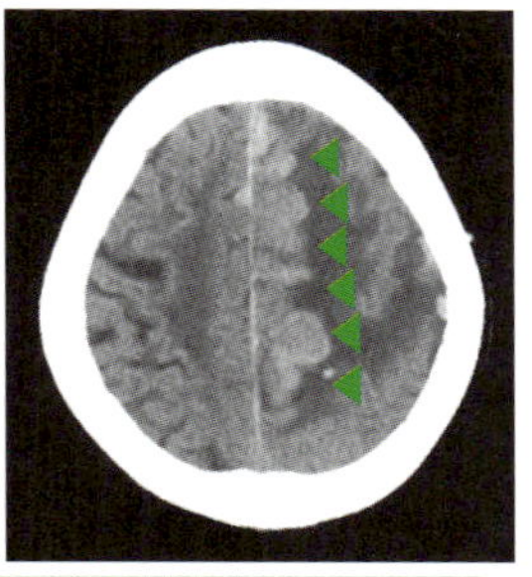

発症初期の脳梗塞は周囲よりやや暗く境界が不明瞭（左）。3日目に出血（▲）を生じ、病変部が拡大している（右）。

なんで？ どうして？

重症な脳梗塞なのに、血栓回収療法をしなかった。なぜ？

CTやMRIですでに広範囲に脳梗塞の所見がある場合は治療はしません。あとから出血性梗塞を生じて、より病状を悪化させる危険があるからです。

血管内治療に共通する危険性

穿刺部合併症

- シースを動脈に入れた穴が塞がらず、輸血や手術が必要となることがあります。

造影剤による副作用

- 脳血管造影検査や血管内治療では血管を描出するために造影剤を用います。患者によってはアレルギー反応が出たり、造影剤による負荷で腎機能を悪くすることがあります。

アクセスルートの血管障害

- 脳血管に到達するまでの途中の血管の損傷や、それによる出血や血流不全です。

放射線障害

- ある一定以上の放射線被曝によって、放射線障害を生じる場合があります。治療は被曝に注意しつつ、放射線量を測定しながら行います。

そのほか

- 安静による塞栓症や傷口からの感染症など、一般的な外科治療にともなう危険性があります。血管内治療は比較的低侵襲な手技ですが、「**頭を切らない手術である**」ことを忘れてはいけません。

血栓回収療法で大事なこと

- 治療開始前に、バイタルサインや神経症状を繰り返し確認します。rt-PA 療法が奏効している患者さんでは、治療直前に状態の改善に気付くこともあります。
- 発症後、いつどうなったのか、何をしたのかといった時間経過の把握は、治療の判断や出血性合併症のリスク評価のうえで重要です。受診時刻や治療に関する時刻を明確に記録していくとともに、発症からの時間経過を適宜医師に報告し、情報を共有します。
- 血栓回収療法後は SCU や ICU での管理を行いつつ、24 時間以上は患者の状態に気を配る必要があります。後述の rt-PA 療法の後と同様に、血栓回収療法後は合併症や脳浮腫のような二次的な脳の異常によって、病状が増悪することがあります。神経所見や症状、および血圧などバイタルサインの変化に注意しつつ、繰り返し評価します。
- また、穿刺部も注意して観察します。rt-PA 療法や血管内治療時に追加した抗凝固薬の影響により、穿刺部出血の危険性が一般的な血管内治療よりもさらに高いことを意識しておく必要があります。

ケアのポイント

- ✓ 血栓回収療法は時間が勝負だということを知ろう
- ✓ 最初から治療になる可能性を考えながら診療にあたろう
- ✓ 患者さんが来たら医師や他のスタッフと連携して動こう
- ✓ 治療になっても慌てないよう、関連部署と連絡をとっておこう
- ✓ 治療後は患者さんの状態が悪化していないか、繰り返し評価しよう

できなかったことを数えるよりも、少しでもできるようになったことを数えていこう。

5｜コイル塞栓術

どんな治療？

- 脳動脈瘤に対する血管内治療としてコイル塞栓術があります。
- 破裂動脈瘤と未破裂動脈瘤、いずれに対しても適応となり得ます。
- 動脈瘤内にマイクロカテーテルとよばれる極細径のカテーテルを誘導し、コイルとよばれるひも状のプラチナ合金を動脈瘤内に充填します。それにより血液の流入を妨げ、動脈瘤の拡大や破裂を予防する治療です。
- コイルは、軟らかく不整形の動脈瘤にもフィットしやすいものや、太くて塞栓効率の良いもの、血液の水分を吸収して膨らむものなど、いろいろな種類が開発されています。
- 一度の治療でカテーテルを 2 本以上使用したり、先端に風船の付いたバルーンカテーテルや金属の網でできたステントを併用する治療も可能となっています。
- デバイスや技術の進歩により、以前よりもさらに安全に治療できるようになり、治療成績も向上しています。

▼ コイル塞栓術

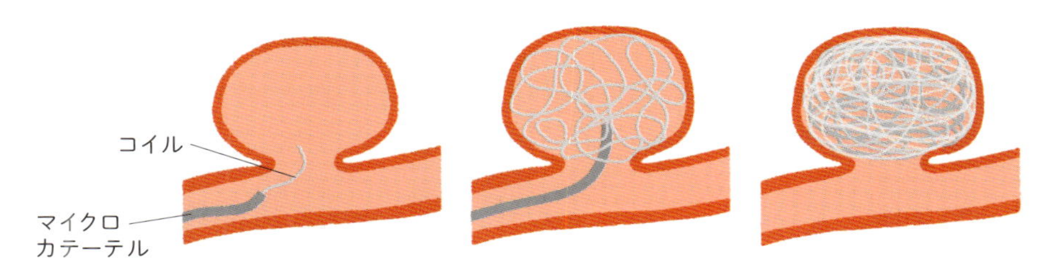

マイクロカテーテルを誘導し、コイルを動脈瘤に充填する。

コイル塞栓術の実際

- 事前の造影 CT や脳血管造影検査で、動脈瘤の場所やサイズ、形状を評価し、血管内治療の適応を検討します。治療可能な動脈瘤は増えつつありますが、いまでも開頭手術を推奨する動脈瘤もあります。
- 未破裂動脈瘤のように時間的に余裕がある場合には、合併症予防のための抗血小板薬の内服など、治療の準備を前もって進めておきます。
- 治療は血栓回収療法と同じく、血管造影室で行います。全身麻酔で施行することもあれば、施設や患者によっては局所麻酔と鎮静薬のみで施行することもあります。
- 鼠径部に留置したシースの中を通して、動脈内にカテーテルを進めます。マイクロカテーテルを動脈瘤まで誘導し、コイルで中を塞栓します。コイルは複数使用することが多く、徐々にサイズを小さくしながら中詰めしていきます。
- 治療後は動脈からカテーテルとシースを抜き、穿刺部の止血を行います。

コイル塞栓術の合併症

- コイル塞栓術においては、おもに次のような合併症に注意が必要です。

くも膜下出血

- 治療中にも、未破裂動脈瘤の破裂や破裂動脈瘤の再破裂の危険性が潜んでいます。実際に出血した場合、出血点を止める必要があるため、結果的に治療は続行します。

脳動脈閉塞、脳梗塞

- 動脈瘤を詰める過程で、コイルや形成された血栓が正常血管を閉塞してしまう可能性があります。閉塞した血管の走行や発達の程度によっては、脳梗塞を生じることがあります。

なんで？ どうして？

出血を予防する治療なのに、抗血小板薬を内服するのはなぜ？

血管造影やコイルの留置は正常血管での血栓症のリスクが上がるので、その予防のためです。ただし、破裂動脈瘤では投与量やタイミングなどに注意して使用します。

動脈解離

- 動脈が傷ついて血管壁が裂けてしまった状態です。血栓回収療法の場合と同様に、破れやすくなったり、脳梗塞の原因となることがあります。

そのほか

- 血管内治療に共通する危険性としての穿刺部合併症や造影剤による副作用などのリスク、そして一般的な外科治療にともなう合併症のリスクがありますp.90。

新人ナースあるあるメモ

治療翌日の股関節痛

間違えた！ 困った！ 治療翌日、トイレ後に急に股関節が痛いと患者さんに言われた。様子見でいいの？

こうすればだいじょうぶ！ 股関節痛ではなく穿刺部痛かも！ 動き始めで穿刺部の傷が開くことがある。放っておかず、すぐ主治医に報告しよう。

コイル塞栓術での大事なこと

- 開頭手術と同じで、患者の既往症や内服薬、アレルギーの有無など、治療にかかわる背景を知っておくことは必要です。とくに血栓症予防で内服している抗血小板薬や、脳血管造影時に中止が勧められるビグアナイド系糖尿病薬の内服状況、そして造影剤や周術期に使用する薬剤のアレルギーのチェックは大事なポイントになります。
- 治療での穿刺部がどこかを確認しておきましょう。左右のどちらであるかも重要です。それに合わせて術前に穿刺部の剃毛を行ったり、手技の邪魔にならない部位での静脈ルートの確保を行います。
- 破裂動脈瘤の患者さんは、くも膜下出血患者としてやってきます。患者さんの状態だけでなく、治療前の準備や治療後の管理など、未破裂動脈瘤とは注意点が大きく変わります。医師や先輩看護師に聞きながら、慎重に対応しましょう。

- 未破裂動脈瘤のコイル塞栓術では、術後の回復が早いことが多いです。そのため早期に動き回れるようになることが多く、急な負荷のため穿刺部から出血を生じることがあります。治療後に抗血小板薬や抗凝固薬が投与されている患者さんも多く、出血リスクは高いことを知っておくとともに、患者さんへも指導することが必要です。また、適切なADLの拡大のタイミングを医師によく確認しておきましょう。

ケアのポイント

- ✔ 血管内治療に必要な内服の状況やアレルギーの情報を確認しよう
- ✔ 穿刺部位を意識して準備を進めよう
- ✔ 破裂と未破裂、それぞれの動脈瘤の患者で対応が違うことに気を付けよう
- ✔ 治療当日はもちろん、翌日以降も患者の訴えや様子の変化に注意しよう

メ モ

6 | rt-PA 療法

どんな治療?

- rt-PA 療法はわが国で 2005 年 10 月に承認された、rt-PA（recombinant tissue-type plasminogen activator、遺伝子組み換え組織型プラスミノーゲンアクチベーター）静注療法のことです。
- **発症 4.5 時間以内**の超急性期脳梗塞に対する治療の第一選択となっています[7]。
- 動脈を閉塞している塞栓子を溶解し、脳の血流を再開通させることが目的です。
- 粉末状の薬剤を添付の溶解液で溶かし、体重当たりの規定量を投与します。
- これまでの研究で、発症から治療までの時間が早いほど、効果が期待されることがわかっています[8]。
- 時間が経つほど、一時的に血流の低下した脳（**ペナンブラ**）が脳梗塞として完成してしまい、後遺障害が大きくなります。また、脳梗塞部に出血を生じる出血性梗塞のリスクが上がり、さらに病状が悪化する危険性が高くなります。
- 医師だけでなく看護師も治療までの流れや内容を理解し、お互いに協力し合うことで、スムーズに治療につなげることが重要です。
- いち早く適応を判断し治療が行えるように、多くの施設では関係部署への連絡網があったり、搬入後の手順を決めていたり、物品のセットを組んでいたりと、さまざまな工夫をしています。

▼ rt-PA 療法による血栓溶解

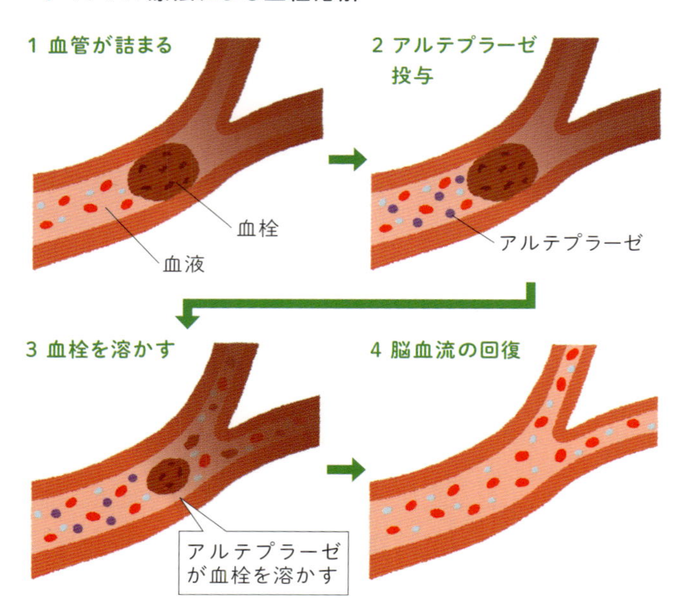

新人ナースあるあるメモ

患者さんが来ても何をしたらいいのかわからない

間違えた！ 困った！ 脳梗塞患者さんの初期対応は慌ただしく、やるべきことがわからなくなる。

こうすればだいじょうぶ! 施設ごとの手順や注意点を事前に確認したり、先輩に聞いておこう。

 えらい先生もベテランの先輩も、医療は1人じゃできない。あなたの助けが必要なんだよ。

rt-PA 療法の実際

- 脳梗塞が疑われる患者が来たら、つねに rt-PA 療法の可能性を考えて対応します。救急隊からの依頼などで事前に様子がわかっている場合には、治療の可能性を各部署に連絡したり、受診後にすみやかに対応できるように、物品を準備したりしておきます。
- rt-PA 療法の治療の判断には表のチェックリストを満たすことが必要で、該当項目がないかを急いでチェックします。

▼ アルテプラーゼ静注療法のチェックリスト

■適応外（禁忌）	あり	なし
〔発症～治療開始時刻〕		
4.5 時間超	□	□
発症時刻（最終未発症確認時刻）［　　：　　］治療開始（予定時刻）［　　：　　］		
〔既往歴〕		
非外傷性頭蓋内出血	□	□
1ヵ月以内の脳梗塞（一過性脳虚血発作を含まない）	□	□
3ヵ月以内の重篤な頭部脊髄の外傷あるいは手術	□	□
21 日以内の消化管あるいは尿路出血	□	□
14 日以内の大手術あるいは頭部以外の重篤な外傷	□	□
治療薬の過敏症	□	□
〔臨床所見〕		
くも膜下出血（疑）	□	□
急性大動脈解離の合併	□	□
出血の合併（頭蓋内、消化管、尿路、後腹膜、喀血）	□	□
収縮期血圧（降圧療法後も 185mmHg 以上）	□	□
拡張期血圧（降圧療法後も 110mmHg 以上）	□	□
重篤な肝障害	□	□
急性膵炎	□	□
〔血液所見〕		
血糖異常（＜50mg/dL、または＞400mg/dL）	□	□
血小板 100,000/mm^3 以下	□	□
〔血液所見：抗凝固療法中ないし凝固異常症において〕		
PT-INR＞1.7	□	□
aPTT の延長（前値の 1.5 倍［目安として約 40 秒］を超える）	□	□
〔CT／MR 所見〕		
広汎な早期虚血性変化	□	□
圧排所見（正中構造偏位）	□	□

▼ アルテプラーゼ静注療法のチェックリスト（つづき）

■慎重投与（適応の可否を慎重に検討する）	あり	なし
〔年齢〕		
81 歳以上	□	□
〔既往歴〕		
10 日以内の生検・外傷	□	□
10 日以内の分娩・流早産	□	□
1ヵ月以上経過した脳梗塞（とくに糖尿病合併例）	□	□
3ヵ月以内の心筋梗塞	□	□
蛋白製剤アレルギー	□	□
〔神経症候〕		
NIHSS 値 26 以上	□	□
軽症	□	□
症候の急速な軽症化 けいれん（既往歴などからてんかんの可能性が高ければ適応外）	□	□
〔臨床所見〕		
脳動脈瘤・頭蓋内腫瘍・脳動静脈奇形・もやもや病	□	□
胸部大動脈瘤	□	□
消化管潰瘍・憩室炎、大腸炎	□	□
活動性結核	□	□
糖尿病性出血性網膜症・出血性眼症	□	□
血栓溶解薬、抗血栓薬投与中（とくに経口抗凝固薬投与中） ＊抗 Xa 薬やダビガトラン服薬患者への有効性と安全性は確立しておらず、治療の可否を慎重に判断せねばならない。	□	□
月経期間中	□	□
重篤な腎障害	□	□
コントロール不良の糖尿病	□	□
感染性心内膜炎	□	□

〈確認事項〉

1. 一項目でも「適応外」に該当すれば実施しない。
2. 一項目でも「慎重投与」に該当すれば、適応の可否を慎重に検討し、治療を実施する場合は患者本人・家族に正確に説明し、同意を得る必要がある。
3. 「慎重投与」の場合は、下線をつけた 4 項目に該当する患者に対して発症 3 時間以降に投与する場合は、個々の症例ごとに適応の可否を慎重に判断する。

〔日本脳卒中学会脳卒中医療向上・社会保険委員会 rt-PA（アルテプラーゼ）静注療法指針改訂部会. rt-PA（アルテプラーゼ）静注療法適正治療指針. 第二版. 2012, 10. http://www.jsts.gr.jp/img/rt-PA02.pdf（2018 年 11 月参照）.〕

- リストの項目はとても多く、その内容も患者背景や採血、画像所見など多岐にわたります。発症時刻は「患者が症状を自覚した時間」ではなく、「本人以外による最終未発症確認時間」であることに注意します。
- 情報の収集や患者の検査・処置を迅速に行い、なおかつ治療の判断や、患者および家族への病状説明と同意書の取得などを効率よく行っていくためには、看護師の協力が必要不可欠です。声をかけ合いながら、手分けして進めるとともに、とくにチェックリストにかかわる重要な内容は、お互いに情報共有しながら進めていきます。

■ 神経所見の評価は、NIHSS（National Institutes of Health Stroke Scale）に基づいて点数化します。

▼ NIH Stroke Scale（NIHSS）

患者名　　　　　評価日時　　　　　評価者

1a. 意識水準	□ 0：完全覚醒　□ 1：簡単な刺激で覚醒 □ 2：繰り返し刺激、強い刺激で覚醒　□ 3：完全に無反応
1b. 意識障害―質問 （今月の月名及び年齢）	□ 0：両方正解　□ 1：片方正解　□ 2：両方不正解
1c. 意識障害―従命 （開閉眼、「手を握る・開く」）	□ 0：両方正解　□ 1：片方正解　□ 2：両方不可能
2. 最良の注視	□ 0：正常　□ 1：部分的注視視野　□ 2：完全注視麻痺
3. 視野	□ 0：視野欠損なし　□ 1：部分的半盲 □ 2：完全半盲　□ 3：両側性半盲
4. 顔面麻痺	□ 0：正常　□ 1：軽度の麻痺 □ 2：部分的麻痺　□ 3：完全麻痺
5. 上肢の運動（右） *仰臥位のときは45度右上肢 □ 9：切断、関節癒合	□ 0：90度*を10秒間保持可能（下垂なし） □ 1：90度*を保持できるが、10秒以内に下垂 □ 2：90度*の挙上または保持ができない □ 3：重力に抗して動かない □ 4：全く動きがみられない
上肢の運動（左） *仰臥位のときは45度左上肢 □ 9：切断、関節癒合	□ 0：90度*を10秒間保持可能（下垂なし） □ 1：90度*を保持できるが、10秒以内に下垂 □ 2：90度*の挙上または保持ができない □ 3：重力に抗して動かない □ 4：全く動きがみられない
6. 下肢の運動（右） □ 9：切断、関節癒合	□ 0：30度を5秒間保持できる（下垂なし） □ 1：30度を保持できるが、5秒以内に下垂 □ 2：重力に抗して動きがみられる □ 3：重力に抗して動かない □ 4：全く動きがみられない
下肢の運動（左） □ 9：切断、関節癒合	□ 0：30度を5秒間保持できる（下垂なし） □ 1：30度を保持できるが、5秒以内に下垂 □ 2：重力に抗して動きがみられる □ 3：重力に抗して動かない □ 4：全く動きがみられない
7. 運動失調 □ 9：切断、関節癒合	□ 0：なし　□ 1：1肢　□ 2：2肢
8. 感覚	□ 0：障害なし　□ 1：軽度から中等度　□ 2：重度から完全
9. 最良の言語	□ 0：失語なし　□ 1：軽度から中等度 □ 2：重度の失語　□ 3：無言、全失語
10. 構音障害 □ 9：挿管または身体的障壁	□ 0：正常　□ 1：軽度から中等度　□ 2：重度
11. 消去現象と注意障害	□ 0：異常なし □ 1：視覚、触覚、聴覚、視空間、または自己身体に対する不注意、あるいは1つの感覚様式で2点同時刺激に対する消去現象 □ 2：重度の半側不注意あるいは2つ以上の感覚様式に対する半側不注意

（Lyden, P. et al. Improved reliability of the NIH Stroke Scale using video training. NINDS TPA Stroke Study Group. Stroke. 25（11）, 1994, 2220-6.）

- 脳梗塞の範囲はCTでASPECTS法を用いて評価します。減点対象となる場所に脳梗塞があれば10点満点から減点していき、7点以下で出血性梗塞を発症する危険性があると判断します。
- ほかに11点満点で計算するMRIを用いた方法（DWI-ASPECTS法）もあります[10]。

なんで？ どうして？

採血を優先しないことを怒られた。なぜ？

リストには採血の項目もあり、なかには時間がかかるものもあります。いち早く検査を始めることで結果が早くわかり、治療を早く始めることにつながります。

▼ ASPECTS法[9]

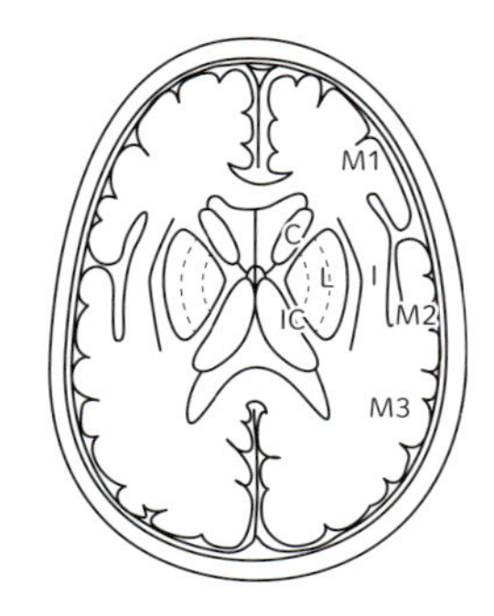

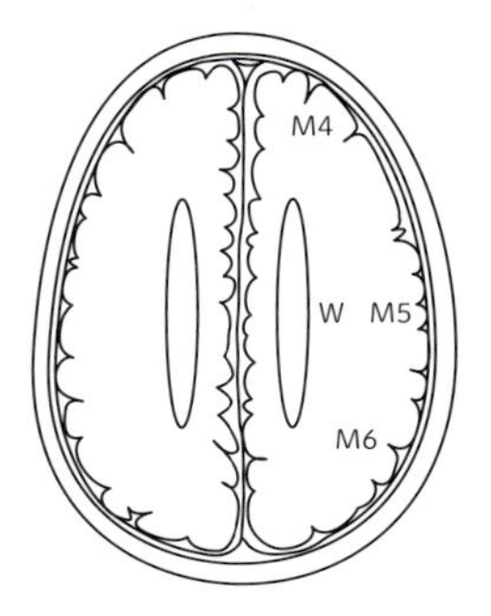

ASPECTS	C：尾状核 I：島皮質 L：レンズ核 IC：内包（膝、後脚のみ） M1：ant MCA	M2：lat MCA M3：post MCA M4：sup M1 M5：sup M2 M6：sup M3 Total score 0〜10
ASPECTS-DWI	W：深部白質（放線冠）	Total score 0〜11

（Barber, PA. et al. Validity and reliability of a quantitative computed tomography score in predicting outcome of hyperacute stroke before thrombolytic therapy. ASPECTS Study Group. Alberta Stroke Programme Early CT Score. Lancet. 355, 2000, 1670-4.）

rt-PA療法で大事なこと

- rt-PA療法開始から24時間は他の抗血栓療法による治療を行えず、時に再閉塞の可能性があります。またrt-PA療法後の出血性梗塞により脳の障害範囲が拡大する可能性や、脳浮腫のような脳梗塞後の二次的な脳の異常によって、状態が悪化する可能性があります。
- rt-PA療法開始後はSCUやICUでの管理を行いつつ、24時間以上は次の2点を中心に、患者さんの状態に気を配る必要があります。

①NIHSSによる神経学的評価を継続して行う

- 治療後の改善の様子をみていくだけでなく、病状悪化の際、新たな異常にすぐ気付くためでもあります。

②厳重な血圧管理

- 収縮期血圧180mmHg未満、もしくは拡張期血圧105mmHg未満を目安にコントロールしますが、脳梗塞の範囲など、病状によって目標血圧は変わることがあります。医師の指示をよく確認し、その理由も聞いておくとよいでしょう。
- 治療経過によっては、rt-PA治療後に引き続き、脳血管造影検査や血管内治療を行うことがあります p.88。

ケアのポイント

- **rt-PA 療法は時間との勝負**だということを知ろう
- 施設ごとのプロトコルを前もって確認しておこう
- チェックリストの内容を確認し、治療適応に必要な情報を知っておこう
- 患者さんが来たら医師やほかのスタッフと連携して動こう
- 足りないものがないかお互いに注意して補い合い、全体がスムーズに進むように協力しよう
- NIHSS を使った神経所見のとり方を練習しておこう
- 適切な目標血圧を確認しておこう

［湧田尚樹］

メ モ

7章 脳神経外科でよく使われる薬

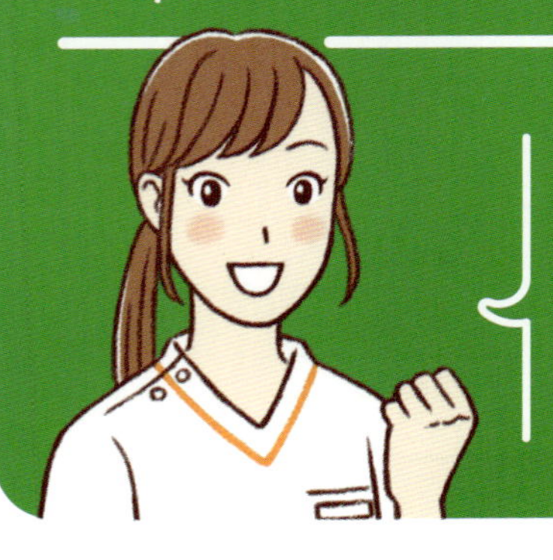

脳神経外科で使用する薬は緊急で使い始めることが多く、インシデントが起こりやすいです。投与の際には、静注してよいのか、持続点滴静注するのか、希釈して用いるのかといった投与法に十分注意しましょう。希釈して用いる場合は、希釈する溶液の種類や希釈の割合にも十分な配慮が必要です。

＊本書では、新人ナースに注目してほしいポイントにしぼって情報を記載しています。
＊本書の情報は2019年1月現在のものです。
＊本書の編集制作に際しては、最新の情報をふまえ、正確を期すよう努めておりますが、医学・医療の進歩により、記載内容は変更されることがあります。その場合、従来の治療や薬剤の使用による不測の事故に対し、著者および当社は責を負いかねます。
＊製品写真は2019年1月時点で、各メーカーの医療関係者向けホームページなどより許可を得て掲載したものです。製品の外観は、メディケーションエラー減少の目的の改善などにより、つねに変更の可能性があります。また、製品は予告なく販売中止される可能性がありますので、各製品の使用時には最新の添付文書などをご確認ください。

1 | 降圧薬

こんな薬です 脳神経外科では出血性脳血管障害や高血圧性緊急症など、緊急で降圧療法を行うときに使用されます。

商品名 **ペルジピン®**
一般名 **ニカルジピン**

ジェネリック　ニカルジピン
適応　手術時の異常高血圧の救急処置、高血圧性緊急症など
副作用　血圧低下、麻痺性イレウスなど

ナースが知っておきたいポイント

- ✓ 出血性脳血管障害患者に対してもっとも高頻度に使用される。
- ✓ 切れ味よく降圧効果を示すので、医師の設定する目標血圧を十分認識し、過度の降圧に注意する。
- ✓ 長期使用は静脈炎の原因となるので、生理食塩水で2倍に希釈する、早めの内服での降圧を試みるなどの工夫が必要である。医師に相談する。（適応外使用を含む）

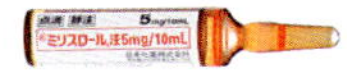

商品名 ミリスロール®、ミオコール®

一般名 **ニトログリセリン**

ジェネリック ニトログリセリン

適応 手術時の低血圧維持、手術時の異常高血圧の救急処置、急性心不全（慢性心不全の急性増悪期を含む）、不安定狭心症

副作用 頻脈、頭痛、悪心、心拍出量低下

ナースが知っておきたいポイント

- ✓ ニカルジピンと同様に出血性脳血管障害や高血圧性緊急症などで用いられ、とくに虚血性心疾患や心不全など脳卒中患者が心臓合併症を発症したときに頻用される。
- ✓ 使用開始初期には十分な降圧効果が認められる一方、日の経過とともに効果が弱くなるので、結果投与量が増加する。早めの内服薬への切り替えが必要である。

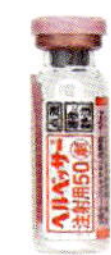

商品名 ヘルベッサー®

一般名 **ジルチアゼム**

ジェネリック ジルチアゼム

適応 頻脈性不整脈、高血圧性緊急症、不安定狭心症など

副作用 完全房室ブロック、高度徐脈、うっ血性心不全、血圧低下

ナースが知っておきたいポイント

- ✓ 出血性脳血管障害でニカルジピンやニトログリセリンの投与量を増やすも、十分な降圧効果が得られない場合の第２選択薬として用いられる。
- ✓ もっとも懸念すべき副作用は徐脈。洞性徐脈だけでなく、房室ブロックなども起こり得、しばしば緊急措置が必要となる場合もある。
- ✓ 降圧効果が強く持続性もあるため、増量してしばらく経ってから血圧が下がる場合もあり、過度の降圧への注意も必要。

2 | 昇圧薬

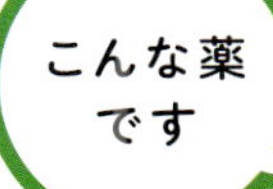

脳神経外科で昇圧薬が必要となるのは脳ヘルニアの進行などによる救命措置の場合が多いです。今後の救命・延命措置に対して医師と家族のあいだで十分な説明と合意がなされたうえで用いられることが望ましいでしょう。看護師は、医師と患者・家族の橋渡し役として、医師の今後の方針や家族の考え、理解の程度などの把握に努めてください。

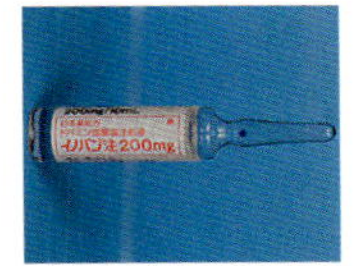

協和発酵キリン株式会社より画像提供

商品名 イノバン®

一般名 **ドパミン**

ジェネリック ドパミン、カコージンなど

適応 急性循環不全

副作用 麻痺性イレウス、不整脈、末梢虚血

ナースが知っておきたいポイント

- ✓ まず最初に用いられることの多い昇圧薬。
- ✓ 3γ（ガンマ：μg/kg/分）から5γ程度の低用量では利尿効果が強く、それ以上になると血管収縮による昇圧効果が強くなる。頻脈性不整脈を引き起こすことがある。

3 | 抗凝固薬

こんな薬です

脳梗塞患者に頻繁に使用される薬ですが、いずれも出血性合併症に注意する必要があります。

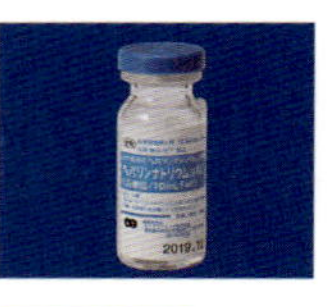

商品名 **ヘパリンナトリウム**

一般名 **ヘパリン**

日本薬局方 ヘパリンナトリウム注射液

適応 汎発性血管内血液凝固症候群、血栓塞栓症など

副作用 出血、アナフィラキシー、ヘパリン起因性血小板減少症

ナースが知っておきたいポイント

- おもに塞栓性脳梗塞患者に対して用いる。
- 心筋梗塞患者に用いるときと異なり、出血性脳梗塞を避けるために低用量で用いる。
- わが国では、1日に1万単位が入る程度の低用量の持続点滴を行うことが多く、生理食塩水で希釈して持続点滴をする。希釈法は施設によって異なるが、間違えるとインシデントの要因となる。
- 投与前後のAPTTを測定し用量を調節する。その比は少なくとも1.5倍以下とする。
  出血以外の副作用としてヘパリン起因性血小板減少症があり、投与初期は血小板減少とともに全身血栓塞栓症に注意する。

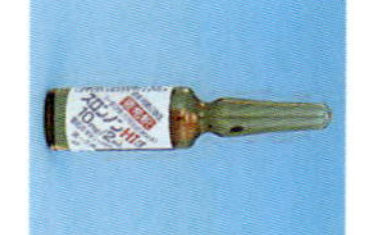

商品名 **スロンノン®、ノバスタン®**

一般名 **アルガトロバン**

ジェネリック アルガトロバンなど

適応 発症後48時間以内の脳血栓症、慢性動脈閉塞症など

副作用 肝障害、出血性脳梗塞、血尿など

ナースが知っておきたいポイント

- アテローム血栓性脳梗塞など血栓性脳梗塞に対して用いる。
- 投与開始2日間の持続点滴時に出血と合併症が出現するリスクが高い。
- その後5日間は1日2回、3時間の間欠的投与をする。
- 間欠的投与は脳梗塞の増悪のリスクが高まり、神経症候も増悪することがある。

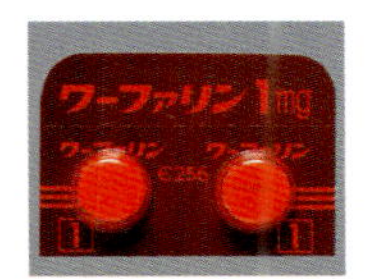

商品名 **ワーファリン**

一般名 **ワルファリン**

ジェネリック　ワルファリンKなど
適応　脳塞栓症、静脈血栓症などの血栓塞栓症
副作用　出血、皮膚壊死、カルシフィラキシス

ナースが知っておきたいポイント

- 脳塞栓症でしばしば使用する。
- PT-INR（プロトロンビン時間国際標準比）で効果判定を行う。心房細動による脳梗塞の再発予防の際には、70歳未満ならばPT-INRは2〜3、70歳以上ならばPT-INR1.6〜2.6の範囲でコントロールする。
- ワルファリンは半減期が約40時間と長く、効果が安定するまでに時間がかかるため、頻回に採血を行う必要がある。
- 副作用の出血は頭蓋内出血だけでなく、消化管出血も高率に発症する。突然の神経症状の増悪や頭痛・嘔吐だけでなく、吐血・下血にも注意が必要である。
- 薬物相互作用も多いので、抗てんかん薬など薬物血中濃度に注意を払わねばならない薬を服用している場合には、血中濃度の過度の低下・上昇にともなう発作や中毒症状の有無を観察する。
- ワルファリン服用中は納豆や緑黄色野菜を大量に摂取しないよう指導が必要である。

4 | 直接経口抗凝固薬（DOAC）

こんな薬です

ダビガトラン、リバーロキサバン、アピキサバン、エドキサバンといった新規抗凝固薬は、ワルファリンに代わる抗凝固薬として近年発売されました。発売後、時間が経過するにつれ、直接経口抗凝固薬（DOAC：Direct Oral Anti-coagulants）と呼ばれるようになりました。

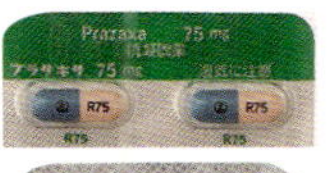

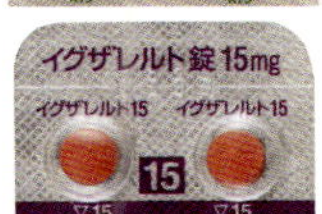

商品名 **プラザキサ®、イグザレルト®、エリキュース®、リクシアナ®**

一般名 **ダビガトラン、リバーロキサバン、アピキサバン、エドキサバン**

ジェネリック　いずれもなし
適応　ダビガトランのみ非弁膜症性心房細動患者における脳梗塞予防。リバーロキサバン、アピキサバン、エドキサバンは非弁膜症性心房細動患者における脳梗塞予防に加え、深部静脈血栓症と肺塞栓症の治療、再発予防。
副作用　鼻出血、消化管出血などの出血、肝障害

ナースが知っておきたいポイント

- 適応は非弁膜性心房細動と静脈血栓塞栓症であり、その他の心原性塞栓症や塞栓源不明塞栓には使えない。
- DOACの利点としては、①半減期が短い。結果、薬が効いていない時間があるため、出血した場合はそこで止血効果が働く=出血性合併症の頻度が少ない、②PT-INRの測定が不要、③薬物相互作用が少なく、食事の制限がない、など。
- どの薬も腎機能への注意が必要。
- ダビガトランは食道炎を起こしやすく、吐血や上部消化管症状に注意が必要。

5 | 抗血小板薬

こんな薬です

血栓性脳梗塞および軽症脳梗塞への初期投与、再発予防として用いられます。脳梗塞患者の治療の中核をなすことが多い薬です。

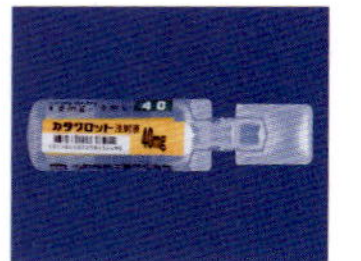

商品名 カタクロット®、キサンボン®

一般名 オザグレルナトリウム

ジェネリック　オザグレル Na

適応　脳血栓症急性期にともなう運動障害の改善、くも膜下出血後の脳血管攣縮による脳虚血症状の改善

副作用　出血、肝障害

ナースが知っておきたいポイント

- ✓ ラクナ梗塞などの軽症脳梗塞の運動麻痺の改善目的に使用される。
- ✓ 副作用は出血性合併症を含めて比較的少ない。
- ✓ 脳梗塞で用いる場合と、くも膜下出血で用いる場合の投与時間が異なる

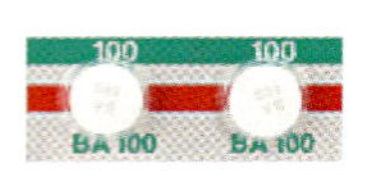

商品名 バイアスピリン®

一般名 アスピリン

ジェネリック　アスピリン、ゼンアスピリンなど

適応　狭心症、心筋梗塞、脳血管障害の再発予防における血栓・塞栓形成の抑制

副作用　出血、ショック、アナフィラキシー、胃腸障害

ナースが知っておきたいポイント

- ✓ 代表的な抗血小板薬。わが国では低用量で用いることが多い。
- ✓ 血栓性脳梗塞や原因がわからない脳梗塞の初期治療に用いられることが多く、初回の血栓性脳梗塞の再発予防に用いられることもある。
- ✓ 脳梗塞急性期の神経症状増悪にも有効性が示されている。
- ✓ 副作用は出血性合併症と胃腸障害などがあり、ストレス性消化性潰瘍を呈することがあり、SCU 入室時にはプロトンポンプ阻害薬を併用することもある。

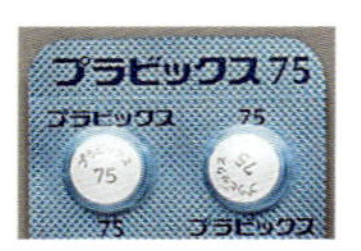

商品名 プラビックス®

一般名 クロピドグレル

ジェネリック　クロピドグレル

適応　心原性脳塞栓症を除く虚血性脳血管障害の再発抑制、経皮的冠動脈形成術が適用される虚血性心疾患など

副作用　出血、肝障害、汎血球減少症

ナースが知っておきたいポイント

- ✓ おもに血栓性脳梗塞の再発予防に用いる。
- ✓ 効果発現までに時間がかかる。脳梗塞急性期には他の抗血栓薬と併用し、4～7日後に他の抗血栓薬のほうを中止するという方法を取る場合がある。
- ✓ とくに軽症の脳梗塞や一過性脳虚血発作の場合は、アスピリンと併用で急性期のみ用いられる。
- ✓ 急性期には、初回のみ 300mg という高用量で効果発現を早める方法もある。

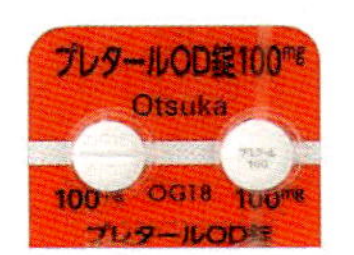

商品名 **プレタール®**

一般名 **シロスタゾール**

ジェネリック

適 応　脳梗塞（心原性脳塞栓症を除く）発症後の再発抑制、慢性動脈閉塞症

副作用　頭痛、頻脈、吐き気など

ナースが知っておきたいポイント

- プラビックス®と同様、血栓性脳梗塞の再発予防に用いる。
- 大規模臨床試験で、とくにラクナ梗塞でアスピリンを上回る再発予防効果を有する一方、出血性合併症が低い結果。そのため、アスピリン内服患者で再発をきたしたケースやハイリスク患者の脳梗塞再発予防で頻繁に使用される。
- 頻脈を誘発するため、狭心症を有する患者には使用しにくく、頭痛や動悸などの副作用を引き起こす。効果発現は早い。

6 | 脳保護薬

こんな薬です

脳保護薬は日本でしか用いられておらず、以下のエダラボンしかありません。今後さらなる新薬の開発が望まれている分野です。

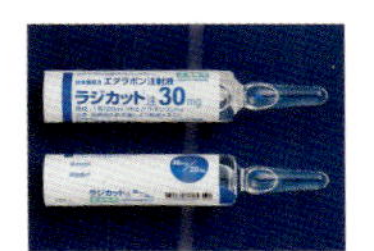

商品名 **ラジカット®**

一般名 **エダラボン**

ジェネリック　エダラボン

適 応　脳梗塞急性期の神経症候改善、筋萎縮性側索硬化症（ALS）における機能障害の進行抑制

副作用　急性腎不全、劇症肝炎

ナースが知っておきたいポイント

- 脳梗塞を発症した際に脳神経細胞から出るとされる活性酸素を除去する薬。
- 脳梗塞発症24時間以内に用いられるが、血栓性・塞栓性などの脳梗塞の病型に関係なく使用できる。
- 腎機能が悪い患者には使用できない。
- 14日間使用することが可能だが、しばしば肝機能障害が出現する。

7 | 血栓溶解薬

こんな薬です

脳梗塞治療薬の本命です。rt-PA 静注療法は厳格な適応基準がありますが、『脳卒中治療ガイドライン 2015』でも推奨度 A となっています。

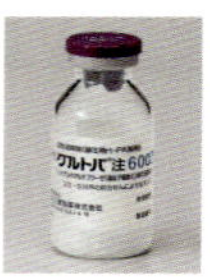

商品名 グルトパ®、アクチバシン®

一般名 アルテプラーゼ

ジェネリック なし

適応 脳梗塞急性期、急性心筋梗塞における冠動脈血栓の溶解

副作用 脳出血などの出血性合併症

ナースが知っておきたいポイント

- 発症 4.5 時間以内の脳梗塞患者で、適応を満たした症例が対象となる。最初にアメリカで出されたデータでは適応となった患者の 39%程度が予後良好となった。ただしその適応が複雑であり、2012 年に出された適応基準は薬剤添付文書と異なっている点にも注意が必要。
- 投与後は神経症状の改善・増悪ともに注意する。
- 出血リスクが大変高くなるので、過度の血圧上昇や嘔吐、脳ヘルニアの徴候が認められた場合は、ただちに主治医に連絡する。

8 | 抗脳浮腫薬

こんな薬です

脳血管障害により二次的に出現する脳浮腫を治療する薬です。いずれも脳ヘルニアへ至ることを予防したり、手術前に使ったりと救命的な意味合いが強い印象の薬です。

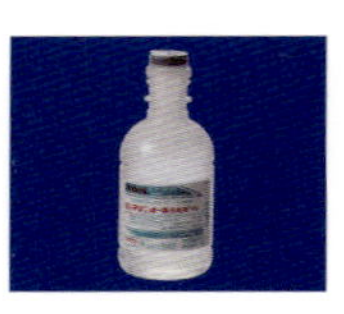

商品名 マンニットール

一般名 D-マンニトール

ジェネリック マンニット

適応 脳圧降下など

副作用 急性腎不全、電解質異常

ナースが知っておきたいポイント

- 強い抗脳浮腫効果を有する。
- 一時的な抗脳浮腫効果が強いが、時間が経つと再び脳浮腫が戻ってくるなど、リバウンドが起こりやすい薬。
- 脳出血・脳梗塞の術直前に緊急避難的に用いる。

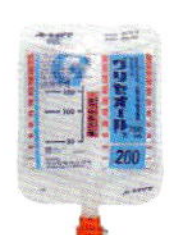

商品名 **グリセオール®**

一般名 **濃グリセリン・果糖**

- **ジェネリック** グリセレブ®、グリセノン®など
- **適 応** 頭蓋内圧亢進、脳浮腫の治療など
- **副作用** 乳酸アシドーシス、低カリウム血症、高ナトリウム血症

ナースが知っておきたいポイント

- ✓ 抗脳浮腫薬の第1選択薬。
- ✓ 脳出血・脳梗塞のいずれでも使用できるが、予後改善効果は証明されていない。どちらかというと脳ヘルニアの予防で用いることが多い。
- ✓ 生理食塩水と同様のナトリウム含有量であることから、高ナトリウム血症に注意が必要。

9 | 抗てんかん薬

こんな薬です

65歳以上の高齢者のてんかんの原因として、脳血管障害が増加しています。抗てんかん薬を開始した際には、血中濃度を測定し、投薬量をコントロールしていきます。てんかん発作抑制効果だけでなく、副作用の出現についても観察が必要です。

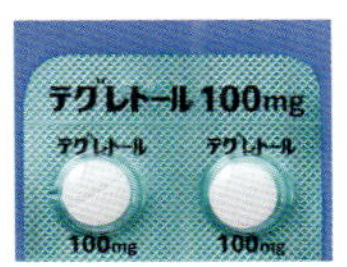

商品名 **テグレトール®**

一般名 **カルバマゼピン**

- **ジェネリック** カルバマゼピン
- **適 応** 精神運動発作、てんかんのけいれん発作、三叉神経痛など
- **副作用** 眠気、ふらつき、脱力感、発疹、肝障害、汎血球減少、再生不良性貧血

ナースが知っておきたいポイント

- ✓ 部分てんかん抑制に用いられる。
- ✓ てんかん抑制効果は強いものの、副作用が多いことに注意が必要。
- ✓ とくに頻度が高いものとして、眠気やふらつき、重篤な皮膚症状、汎血球減少や白血球減少などの血液障害、肝障害などがあり、慎重な観察が必要。
- ✓ とくに高齢者では眠気やふらつきは高頻度に出現しやすいので、症状の有無についての問診が重要。

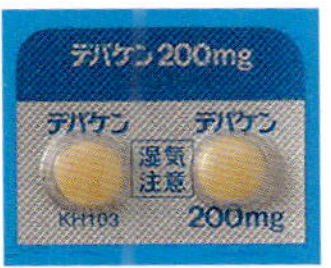

協和発酵キリン株式会社より画像提供

商品名 **デパケン®、デパケン®R**

一般名 **バルプロ酸**

- **ジェネリック** バルプロ酸、バレリン®
- **適 応** てんかんおよびてんかんにともなう性格行動障害、躁病、片頭痛など
- **副作用** 肝障害、高アンモニア血症による意識障害、黄疸、血球異常など

ナースが知っておきたいポイント

- ✓ 全般てんかんの抑制に用いられる。
- ✓ デパケン®より長期作用型のデパケン®Rが頻用される。
- ✓ 小児や意識障害患者に経管栄養で使用する場合は、シロップを用いる。
- ✓ 精神科の医師により気分障害の治療に用いたり、片頭痛にも使用される。
- ✓ 眠気やふらつきの症状の訴えが多いほか、肝障害、高アンモニア血症などの副作用が出現する。

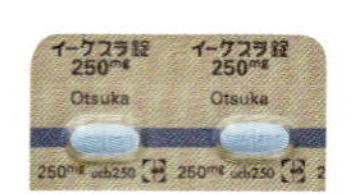

商品名 **イーケプラ®**

一般名 **レベチラセタム**

ジェネリック　なし
適応　てんかん患者の部分発作など
副作用　めまい、傾眠、皮疹、血球異常、肝障害、攻撃性の悪化などの異常行動

ナースが知っておきたいポイント

- 最近発売となった抗てんかん薬の１つ。
- 部分てんかんに用い、カルバマゼピンよりも副作用が少ないことが利点。
- 急性期には現在点滴製剤を使用することもできる。
- 治療域が広いことから血中濃度の測定も原則必要ない。
- 頻度は少ないが、眠気やイライラ感などの副作用がある。

10 | 脳血管攣縮治療薬

こんな薬です

くも膜下出血発症後数日〜2 週間に発生する遅発性に出現する神経症状の原因が、脳血管攣縮（スパズム）です。スパズムが生じると局所の脳虚血が出現するため、スパズム抑制は動脈瘤に対する治療を行った後の管理・治療の重要な位置を占めます。

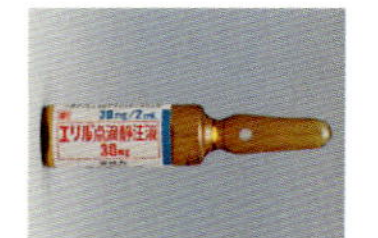

商品名 **エリル®**

一般名 **ファスジル**

ジェネリック　なし
適応　くも膜下出血術後の脳血管攣縮、これにともなう脳虚血症状の改善
副作用　頭蓋内出血、消化管出血、肺出血など

ナースが知っておきたいポイント

- くも膜下出血後出現する脳血管の平滑筋収縮を抑制する効果がある。
- くも膜下出血後早期に全身投与を開始し、2 週間投与する。
- スパズムによると思われる神経症状が出現した場合は選択的動注療法を行う場合もある。頭蓋内出血や低血圧に注意する。

［緒方利安］

8章 脳神経外科でよく聞く略語

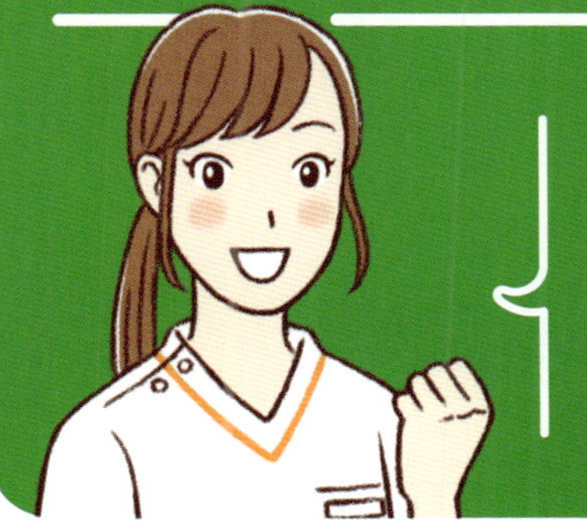

患者さんのカルテには略語がいっぱいで、最初はわからない記録ばかりで大変です。覚えてしまえば、カルテ記録を理解できるようになります。よく使われる略語を中心に覚えていきましょう。

	略語	意味／フルスペル
	3D DSA	3次元ディジタルサブトラクション血管撮影法 3D digital subtraction angiography
	3DCTA	1.3D CT 血管造影法、2.3 次元 CT 血管撮影 3DCT angiography
A	A1,A2,...	前大脳動脈の区分 anterior cerebral artery
	ABR	聴覚脳幹反応 auditory brainstem response
	ACA	前大脳動脈 anterior cerebral artery
	ACh	アセチルコリン acetyl choline, acetylcholine
	Achor(AChA)	前脈絡叢動脈 anterior choroidal artery
	AcomA(ACoA)	前交通動脈 anterior communicating artery
	AD	アルツハイマー病 Alzheimer disease
	ADH	抗利尿ホルモン antidiuretic hormone
	ADL	日常生活動作（活動） activities of daily living
	AEDH	急性硬膜外血腫 acute epidural hematoma
	AICA	前下小脳動脈 anterior inferior cerebellar artery
	ALS	筋萎縮性側索硬化症 amyotrophic lateral sclerosis
	ASDH	急性硬膜下血腫 acute subdural hematoma
	AVF	動静脈瘻 arterio-venous fistula

	略語	意味／フルスペル
	AVM	動静脈奇形 arteriovenous malformation
B	BA	脳底動脈 basilar artery
	BBB	血液脳関門 blood-brain barrier
C	CAS	頚動脈ステント留置術 carotid artery stenting
	CCA	総頚動脈 common carotid artery
	CEA	頚動脈内膜剥離術 carotid end [o] arterectomy
	CP	脳性麻痺 cerebral palsy
	CPM	橋中心髄鞘融解［症］ central pontine myelinolysis
	CPP	脳灌流圧 cerebral perfusion pressure
	CSDH, CSH	慢性硬膜下血腫 chronic subdural hematoma
	CSF	［脳脊］髄液 cerebrospinal fluid
	CT	コンピュータ断層撮影法 computed tomography
	CVP	中心静脈圧 central venous pressure
	CVRC	脳血管拡張能、脳循環予備能 cerebrovascular reserve capacity
D	DAI	びまん性軸索損傷 diffuse axonal injury
	DAT	アルツハイマー型認知症 dementia of Alzheimer type

	略語	意味／フルスペル
	dAVF	1. 硬膜動静脈瘻、2. 硬膜動静脈シャント（瘻） dural arteriovenous fistula
	DBI	広範性脳損傷 diffuse brain injury
	DBS	脳深部刺激［術］［療法］ deep brain stimulation
	DIC	播種性血管内凝固 disseminated intravascular coagulation
	DSA	デジタル減算造影［法］、デジタルサブトラクションアンジオグラフィー digital subtraction angiography
	DSM	精神障害の診断と統計の手引き diagnostic and statistical manual of mental disorders
	DVT	深部静脈血栓症 deep vein thrombosis
	DWI	拡散強調画像 diffusion-weighted image
E	ECA	外頚動脈 external carotid artery
	EC-IC	頭蓋外・頭蓋内 extracranial-intracranial
	ECS	エマージェンシー・コーマ・スケール emergency coma scale
	EDH	硬膜外血腫 epidural hematoma
	EEG	脳波、脳波記録［法］ electroencephalogram, electroencephalography
	EMG	筋電図、筋電図検査［法］ electromyogram, electromyography
	ENG	電気眼振図，電気眼振検査［法］ electronystagmogram, electronystagmography
F	FBI	局所性脳損傷 focal brain injury
	FIM	機能的自立度評価法 functional independence measure
	FLAIR	フレア［法］ fluid attenuated inversion recovery
	fMRI	機能的 MRI functional MRI
	fPET	機能的 PET functional PET
G	GBS	ギラン・バレー症候群 Guillain-Barre syndrome
	GCS	グラスゴー昏睡尺度（コーマスケール） Glasgow Coma Scale
	Gd	ガドリニウム gadolinium
	GOS	グラスゴー転帰尺度（アウトカムスケール） Glasgow Outcome Scale

	略語	意味／フルスペル
	GP	淡蒼球 globus pallidus 〈L〉
H	HCG	ヒト絨毛性ゴナドトロピン human chorionic gonadotropin
	HDS-R	長谷川式認知症スケール（改訂版） Hasegawa dementia scale-revised
	HPLL	後縦靱帯肥厚症 hypertrophy of the posterior longitudinal ligament
I	IC, ICA	内頚動脈 internal carotid artery
	IC	内包 internal capsule
	ICB	内頚動脈分岐部 internal carotid bifurcation
	ICH	脳内血腫 intracerebral hematoma
	ICP	頭蓋内圧 intracranial pressure
	IC-PC	内頚動脈 - 後交通動脈 internal carotid-posterior communicating artery
	IFN	インターフェロン interferon
	IL-2	インターロイキン 2 interleukin 2
	IQ	知能指数 intelligence quotient
	IVH	経静脈高カロリー輸液［法］ intravenous hyperalimentation
	IVM	不随意運動 involuntary movement
J	JCS	日本［式］昏睡尺度（スケール） Japan Coma Scale
L	L-dopa	L-ドパ（レボドパ）{levo-dopa} L-3,4-dihydroxyphenyl alanine
	LLB	長下肢装具 long leg brace
	LP	腰椎穿刺 lumbar puncture
	L-P shunt	腰部くも膜下腔腹腔シャント lumbo［-］peritoneal shunt
M	M1, M2, …	中大脳動脈の区分 middle cerebral artery
	MCA	中大脳動脈 middle cerebral artery
	MDCT	多列検出器型 CT、マルチスライス CT multi detector-row CT
	ME	ミオクローヌスてんかん myoclonus epilepsy

	略語	意味／フルスペル
	MEG	脳磁図、脳磁図検査［法］ magnetoencephalogram, magnetoencephalography
	MEP	運動誘発電位 motor evoked potential
	MG	重症筋無力症 myasthenia gravis〈L〉
	MGB, MG	内側膝状体 medial geniculate body
	MLF	内側縦束 medial longitudinal fasciculus
	MMST	簡易知能試験 mini-mental state test
	MMT	徒手筋力検査 manual muscle test [ing]
	MRA	磁気共鳴血管造影［法］、MR血管造影［法］ magnetic resonance angiography
	MRI	磁気共鳴画像［法］ magnetic resonance imaging
	MRS	磁気共鳴スペクトル、磁気共鳴スペクトロスコピー magnetic resonance spectrum, magnetic resonance spectroscopy
	mRS	修正ランキンスケール modified Rankin scale
	MRSA	メシチリン耐性黄色ブドウ球菌 Methicillin-resistant Staphylococcus aureus
	MS	多発性硬化症 multiple sclerosis
	MS	ミオクローヌス性発作 myoclonic seizure
	MSA	多系統萎縮症 multiple system atrophy
	MVD	微小血管減圧術 microvascular decompression
N	NCd	尾状核 nucleus caudatus〈L〉
	NPH	正常圧水頭症 normal pressure hydrocephalus
O	OH	起立性低血圧［症］ orthostatic hyptotension
	OPLL	後縦靱帯骨化症 ossification of posterior longitudinal ligament
	OT	作業療法士、作業療法 occupational therapist, occupational therapy
	OYL	黄色靱帯骨化症 ossification of yellow ligament
P	PCA	後大脳動脈 posterior cerebral artery
	Pchor	後脈絡叢動脈 posterior choroidal artery

	略語	意味／フルスペル
	PCNSL	原発性中枢神経系悪性リンパ腫 primary central nervous system lymphoma
	Pcom, PCoA	後交通動脈 posterior communcating artery
	PD	パーキンソン病 Parkinson disease
	PEG	経皮内視鏡的胃瘻造設術 percutaneous endoscopic gastrostomy
	PICA	後下小脳動脈 posterior inferior cerebellar artery
	PNS	末梢神経系 peripheral nervous system
	PS	日常生活活動度、活動度 performance status
	PT	理学療法士、理学療法 physical therapist, physical therapy
	PT	錐体路 pyramidal tract
	PTA	経皮経管血管形成術 percutaneous transluminal angioplasty
	PT-INR	プロトロンビン時間国際標準化比 prothrombin time-international normalized ratio
	Put	被殻 putamen〈L〉
	PWI	灌流強調画像 perfusion weighted image
Q	QOL	生活の質 quality of life
R	rCBF	局所脳血流［量］ regional cerebral blood flow
	rCBV	局所脳血液量 regional cerebral blood volume
	RF	網様体 reticular formation
	RI	放射性同位元素 radioisotope
	ROM	関節可動域 range of motion
S	SAH	くも膜下出血 subarachnoid hemorrhage
	SAS	脳表撮像法 surface anatomy scan (-ing)
	SCA	上小脳動脈 superior cerebellar artery
	SCD	脊髄小脳変性症 spinocerebellar degeneration
	SDH	硬膜下血腫 subdural hematoma

略語	意味／フルスペル
SDS	シャイ・ドレーガー症候群 Shy-Drager syndrome
SEP	体性感覚誘発電位 somatosensory evoked potential
SER	体性感覚誘発反応 somatosensory evoked response
SIADH	抗利尿ホルモン分泌異常症候群 syndrome of inappropriate secretion of antidiuretic hormone
SLB	短下肢装具 short leg brace
SLTA	標準失語症検査 standard language test of aphasia
SMA	補足運動野 supplementary motor area
SN	黒質 substantia nigra〈L〉
SOV	上眼静脈 superior ophthalmic vein
SPECT	シングルフォトン断層撮影［法］（スペクト） single photon emission computed tomography
SPS	単純部分発作 simple partial seizure
SRT	定位放射線治療 stereotactic radiotherapy
S-S shunt	空洞くも膜下［腔］シャント syringosubarachnoid shunt
ST	言語療法士、言語療法 speech therapist, speech therapy
STA	浅側頭動脈 superficial temporal artery
STI	定位放射線照射 stereotactic irradiation

T

略語	意味／フルスペル
T1	T1〔ティーワン〕強調［画像］ T1 weighted image
T2	T2〔ティーツー〕強調［画像］ T2 weighted image
T2*WI	T2*〔ティーツースター〕強調［画像］ T2*（star）weighted image
TAE	経動脈的塞栓術 transarterial embolization
TBI	外傷性脳損傷 traumatic brain injury
TCD	経頭蓋超音波ドップラー法 transcranial Doppler ultrasonography
TCDS	経頭蓋カラードップラー法 transcranial color-coded Doppler sonography
TENS	経皮［的］電気的神経刺激［術］ transcutaneous electrical nerve stimulation
TIA	一過性脳虚血発作 transient［cerebral］ischemic attack
TMS	経皮［的］磁気的刺激［術］ transcranial magnetic stimulation
t-PA	組織プラスミノゲン活性化因子 tissue plasminogen activator
TSS	経蝶形骨洞手術 transsphenoidal surgery
TVE	経静脈的塞栓術 transvenous embolization

V

略語	意味／フルスペル
VA	椎骨動脈 vertebral artery
VAS	視覚アナログ尺度 visual analogue scale
V-A shunt	脳室心房シャント、VAシャント ventriculo-atrial shunt
VB	［視床］腹側基底核［群］ ventrobasal complex［nuclei］［of thalamus］
VBA	椎骨脳底動脈 vertebrobasilar artery
VP	脳室圧 ventricular pressure
V-P shunt	脳室腹腔シャント、VPシャント ventriculo-peritoneal shunt

W

略語	意味／フルスペル
WAIS	ウェクスラー成人知能評価尺度 Wechsler adult intelligence scale
WFNS	世界脳神経外科連合 World Federation of Neurological Surgeons
WHO	世界保健機関 World Heath Organization
WISC	ウェクスラー小児知能評価尺度 Wechsler intelligence scale for children
WMS	ウェクスラー記憶評価尺度 Wechsler memory scale

引用・参考文献

1章

1) 波多野武人．“脳疾患を理解する”．まるごと図解ケアにつながる脳の見かた．東京，照林社，2016，38-75.
2) 高橋伸明．やさしくわかる脳神経外科．東京，照林社，2011.
3) 森田明夫ほか編．脳神経疾患ビジュアルブック．東京，学研メディカル秀潤社，2009.
4) 田村綾子監．マンガでわかる！脳神経疾患病棟の急変対応：明日体験するかもしれない 32 の事例：急変調を見逃さない！．ブレインナーシング夏季増刊．大阪，メディカ出版，2014.
5) 吉村紳一ほか．いつ撮るの？なにで撮るの？どこを見るの？脳神経疾患別！はじめての画像のみかた．ブレインナーシング．34（7），2018，590-609.
6) 前掲書 1），28-36.
7) 浅野嘉延．実習で出合う検査まるわかりガイド．プチナース 2018 年 5 月臨時増刊号．東京，照林社，2018，87，88，91.
8) 久保道也ほか．この場面で、この治療が選ばれるのはなぜ？内科治療 or 血管内治療 or 外科治療：患者・家族説明にもそのまま使える！ブレインナーシング．33（2），2017，103-23.
9) 日坂ゆかり監．入院から退院までの治療・看護をぜんぶ見える化！疾患別脳神経看護早わかりフローチャート．ブレインナーシング春季増刊．大阪，メディカ出版，2017.

2章

1) 長谷川泰弘ほか．語感で覚える脳の解剖生理．ブレインナーシング．33（1），2017，7-61.

3章

1) Tsivgoulis, G. et al. Intensive blood pressure reduction in acute intracerebral hemorrhage：a meta-analysis. Neurology. 83（17），2014，1523-9.
2) Miyamoto, S. et al. Effects of extracranial-intracranial bypass for patients with hemorrhagic moyamoya disease: results of the Japan Adult Moyamoya Trial. Stroke．45（5），2014，1415-21.
3) 波多野武人．まるごと図解ケアにつながる脳の見かた．東京，照林社，2016.
4) 百田武司ほか編．エビデンスに基づく脳神経看護ケア関連図．東京，中央法規出版，2014.
5) 岩渕聡ほか編．脳・神経疾患：疾患の理解と看護計画．東京，学研メディカル秀潤社，2011.
6) 橋本信夫編．ナースのための脳神経外科．第 3 版．大阪，メディカ出版，2010.
7) 竹村信彦著者代表．脳・神経．第 14 版．東京，医学書院，2016（系統看護学講座：成人看護学 7）.
8) 医療情報科学研究所．病気がみえる vol.7．脳・神経．東京，メディックメディア，2011.
9) 大井静雄編．脳神経外科ケア：エキスパートナースハンドブック．東京，照林社，2010.
10) 冨永悌二ほか．もやもや病（ウイリス動脈輪閉塞症）診断・治療ガイドライン．脳卒中の外科．46，2018，11-2.
11) 河合拓也．“急性硬膜下血腫，慢性硬膜下血腫”．見てわかる脳神経ケア：看護手順と疾患ガイド．塩川芳昭ほか編．東京，照林社，2012，153-7.
12) 窪田敬一編．ナースのための最新全科ドレーン管理マニュアル．東京，照林社，2005，30-9.
13) 横堀將司ほか．非痙攣性てんかん重積．medicina．54（12），2017，1991-6.
14) 関野宏明ほか監．脳・神経疾患．東京，学習研究社，2002，269-70.

4章

1) Mokri, B. Spontaneous cerebrospinal fluid leaks：from intracranial hypotension to cerebrospinal fluid hypovolemia--evolution of a concept. Mayo Clin Proc. 74（11），1999，1113-23.
2) 太田富雄ほか編．脳神経外科学．改訂 12 版．京都，金芳堂，2016，169-220，817-915，2703-40.

5章

1) 田中喜展．“意識障害”．全部見える脳・神経疾患．服部光男監．東京，成美堂出版，2014，59-61．
2) 田村綾子ほか．“意識レベルが下がった！”．マンガでわかる！脳神経疾患病棟の急変対応：明日体験するかもしれない32の事例：急変調を見逃さない！．田村綾子監．ブレインナーシング夏季増刊．大阪，メディカ出版，2014，10-32．
3) 柴本はる菜ほか．“意識障害”．脳神経疾患病棟新人ナースがかならずぶつかるギモンQ&A190：新人・後輩指導に役立つ！．日本脳神経看護研究学会監．ブレインナーシング夏季増刊．大阪，メディカ出版，2018，100-11．
4) 水田麻美．ICUで鑑別すべき意識障害のポイントとは？．ICNR．2（4），2015，62-4．
5) 榊美奈子ほか．今さら聞けない血圧の基本．ブレインナーシング．29（6），2013，520-2．
6) 根元香織ほか．“四肢麻痺の評価”．見てわかる脳神経ケア：看護手順と疾患ガイド．道又元裕監．東京，照林社，2012，29-35．
7) 高橋ひとみ．フィジカルアセスメントの落とし穴．重症集中ケア．8（7），2009，59-62．
8) 高橋ひとみ．脳術後．ICUディジーズ：クリティカルケアにおける看護実践．道又元裕編．東京，学研メディカル秀潤社，2013，42-51．
9) 太田富雄．急性期意識障害の新しいGradingとその表現法．脳卒中の外科研究会講演集．3，1975，61-8．

6章

1) 日本脳卒中学会ほか．経皮経管的脳血栓回収用機器適正使用指針．第3版．2018．http://jns.umin.ac.jp/jns_wp/wp-content/uploads/2018/05/20180510.pdf（2019年1月参照）．
2) Berkhemer, OA. et al. A randomized trial of intraarterial treatmen t for acute ischemic stroke. N Engl J Med. 372（1）, 2015, 11-20.
3) Goyal, M. et al. Randomized assessment of rapid endovascular treatment of ischemic stroke. N Engl J Med. 372（11）, 2015, 1019-30.
4) Campbell, BC. et al. Endovascular therapy for ischemic stroke with perfusion-imaging selection. N Engl J Med. 372（11）, 2015, 1009-18.
5) Saver, JL. et al. Stent-retriever thrombectomy after intravenous t-PA vs. t-PA alone in stroke. N Engl J Med. 372（24）, 2015, 2285-95.
6) Jovin, TG. et al. Thrombectomy within 8 hours after symptom onset in ischemic stroke. N Engl J Med. 372（24）, 2015, 2296-306.
7) 日本脳卒中学会医療向上社会保険委員会rt-PA（アルテプラーゼ）静注療法指針改訂部会．rt-PA（アルテプラーゼ）静注療法適正治療指針．第二版．http://www.jsts.gr.jp/img/rt-PA02.pdf（2019年1月参照）．
8) AOKI, J. et al. NIHSS-time score easily predicts outcomes in rt-PA patients: the SAMURAI rt-PA registry. J Neurol Sci. 327（1-2）, 2013, 6-11.
9) Barber, PA. et al. Validity and reliability of a quantitative computed tomography score in predicting outcome of hyperacute stroke before thrombolytic therapy. ASPECTS Study Group. Alberta Stroke Programme Early CT Score. Lancet. 355, 2000, 1670-4.
10) Hirai, T. et al. Diffusion-weighted imaging in ischemic stroke: effect of display method on observers' diagnostic performance. Acad Radiol. 16（3）, 2009, 305-12.

7章

1) 浦部晶夫ほか編．今日の治療薬2018：解説と便覧．東京，南江堂，2018．

8章

1) 日本脳神経外科学会用語委員会編．脳神経外科学用語集改訂第3版．http://jns.umin.ac.jp/member/files/yougo_ver3.pdf（2018年12月参照）．

索引

た行

な行

は行

監修・執筆者一覧

監修　井上　亨　福岡大学病院 病院長
福岡大学医学部脳神経外科主任教授

執筆　福岡大学病院

1章
中野琴美　脳神経センター主任看護師
山田由李子　脳神経センター脳卒中リハビリテーション看護認定看護師
本多里美　脳神経センター看護師長

2章
髙原正樹　脳神経外科助教

3章
野中　将　脳神経外科講師
伊藤奈純／榊原祥恵／田代江里奈　脳神経センター看護師
山田由李子　脳神経センター脳卒中リハビリテーション看護認定看護師
本多里美　脳神経センター看護師長

4章
堀尾欣伸　救命救急センター助教
岩朝光利　救命救急センター准教授

5章
長尾美沙子　脳神経センター主任看護師
竹下恵美　救命救急センター脳卒中リハビリテーション看護認定看護師
本多里美　脳神経センター看護師長

6章
—1～3
小林広昌　脳神経外科助教
—4～6
湧田尚樹　脳神経外科助教

7章
緒方利安　神経内科准教授

脳神経外科に配属ですか？！ ―すごく大事なことだけギュッとまとめて教えます！

2019年3月1日発行　第1版第1刷

監　修　井上 亨
発行者　長谷川 素美
発行所　株式会社メディカ出版
〒532-8588
大阪市淀川区宮原3－4－30
ニッセイ新大阪ビル16F
https://www.medica.co.jp/
編集担当　細川深春
ブックデザイン　小口翔平＋山之口正和＋上坊菜々子（tobufune）
カバーイラスト　友貴
本文イラスト　みやよしえ／谷村圭吾
組　版　株式会社明昌堂
印刷・製本　株式会社シナノ パブリッシング プレス

ISBN978-4-8404-6855-8　Printed and bound in Japan

当社出版物に関する各種お問い合わせ先（受付時間：平日9：00～17：00）
●編集内容については、編集局 06-6398-5048
●ご注文・不良品（乱丁・落丁）については、お客様センター 0120-276-591
●付属の CD-ROM、DVD、ダウンロードの動作不具合などについては、デジタル助っ人サービス 0120-276-592